声のプロが教える
マスクをしても「通る声」をつくる
3分 すっきり!音読

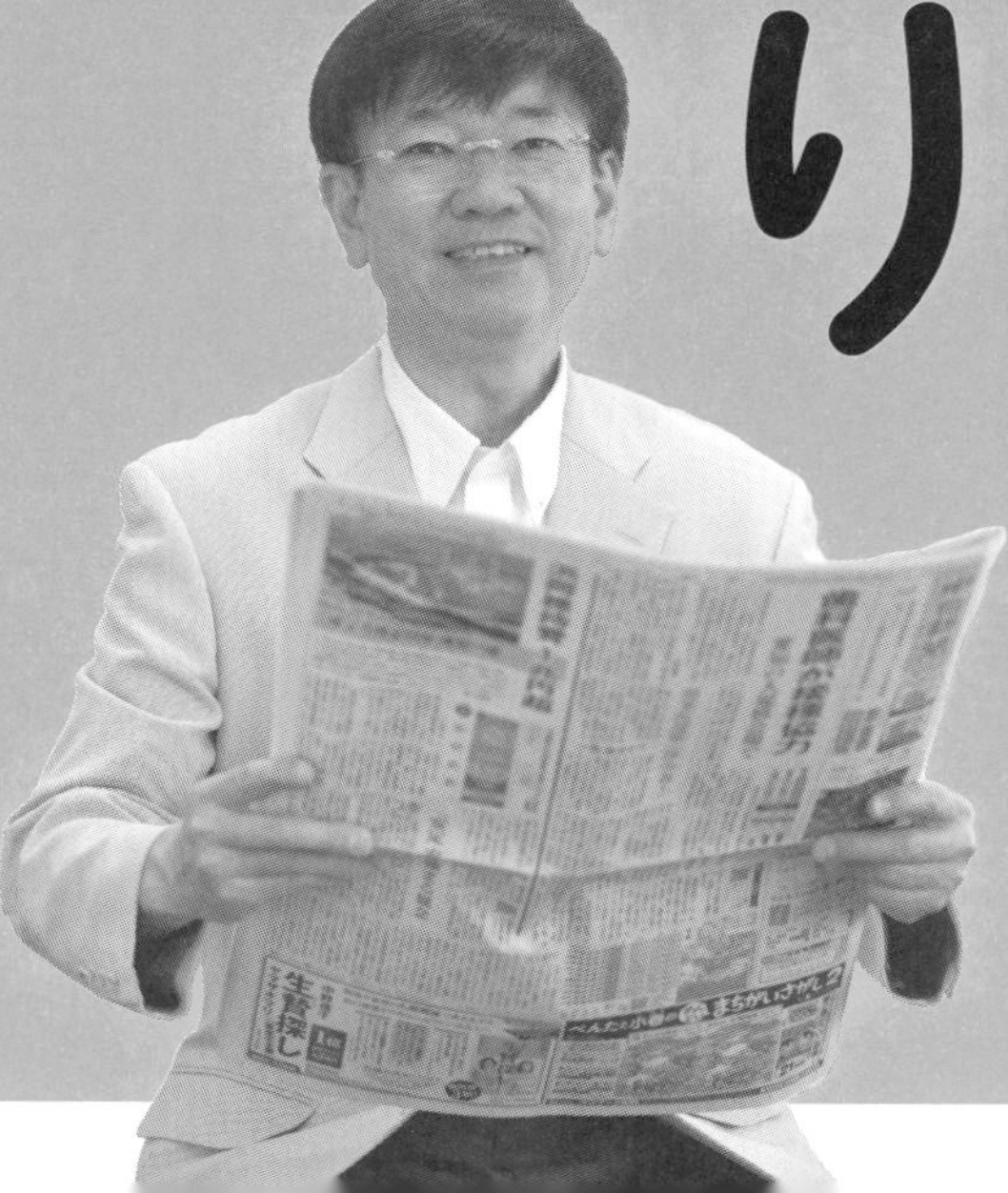

東海テレビ
庄野俊哉
アナウンサー

音読CD付き

旬報社

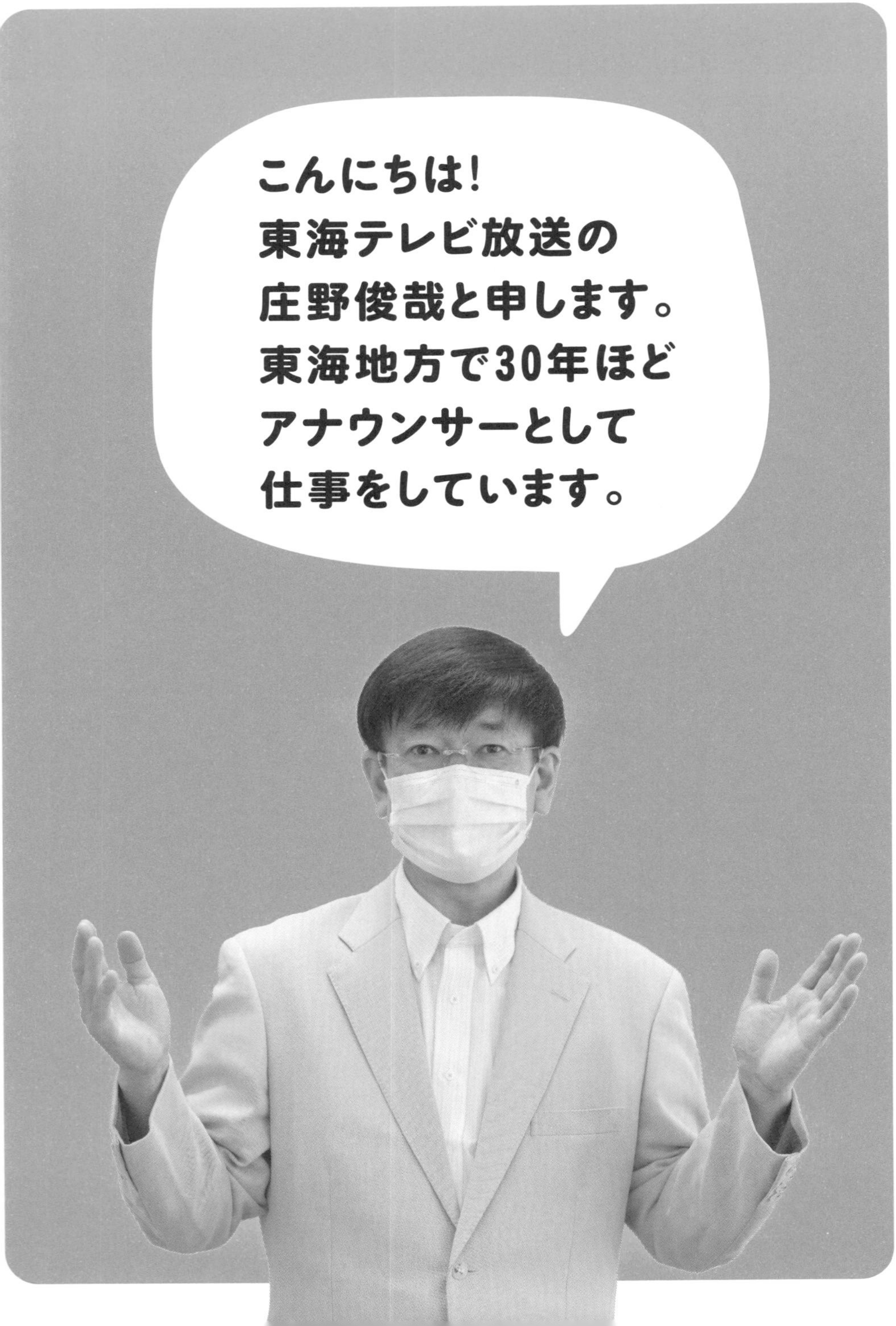
こんにちは!
東海テレビ放送の
庄野俊哉と申します。
東海地方で30年ほど
アナウンサーとして
仕事をしています。

CDトラック ①

はじめに

いきなりですが、みなさん、毎日どのくらい人と話をしていますか？

コロナ禍で、声を出すことにためらいを感じていませんか？

大きな声を出すのがはばかられ、マスクをつける生活が当たり前になって、話すことがおっくうになっているかもしれません。

ですが、声を出すための筋肉は、つかわないと確実に衰えます。

声も老けますし、筋肉も年とともに減少します。そうなると、声を出したり、食べたりする動きに不便を感じることでしょう。


人は、まず声を上げ、体を動かしてこの世に生まれてきました。

声を出すことと運動をすることは、命を支える両輪です。

さいごまでおいしいものを食べて、家族や周りの人といっぱいお話をしていきたいと思いませんか。

そのためには、老化を予防して健康を保つ習慣が必要です。

名古屋市で認知症のクリニックを開業している渡辺正樹医師は、認知症予防のためには、脳の前頭葉を鍛える習慣を持つことが大事だといいます。

あとで詳しく説明しますが、音読は脳が活性化する「脳の筋トレ」です。

難しいことは長続きしませんから、音読のように3分もかからず、すぐにできることからはじめてみるのが一番いいと思います。


この本では、まず「声と健康」についてのお話をさせていただきます。次に実際に音読をする時の姿勢やウォーミングアップ、発声練習をして、音読に入ります。


付録のCDは短時間で取り組めるように工夫しました。

本に掲載している作文だけではなく、自分の好きな文章を読みたくなった時には、ウォーミングアップとしてCDを聞いてからはじめるのもいいかもしれません。

また、このCDには私の友人で揚琴《ようきん》という中国の伝統楽器の演奏家である金亜軍《きんあぐん》さんがつくってくれた「音読への誘《いざな》い」という癒しの音楽を収録しています。作文の出だしなどところどころでつかわれている、揚琴の美しい音色もお楽しみください。

音楽も活用しながら、リラックスして音読に挑戦していきましょう。

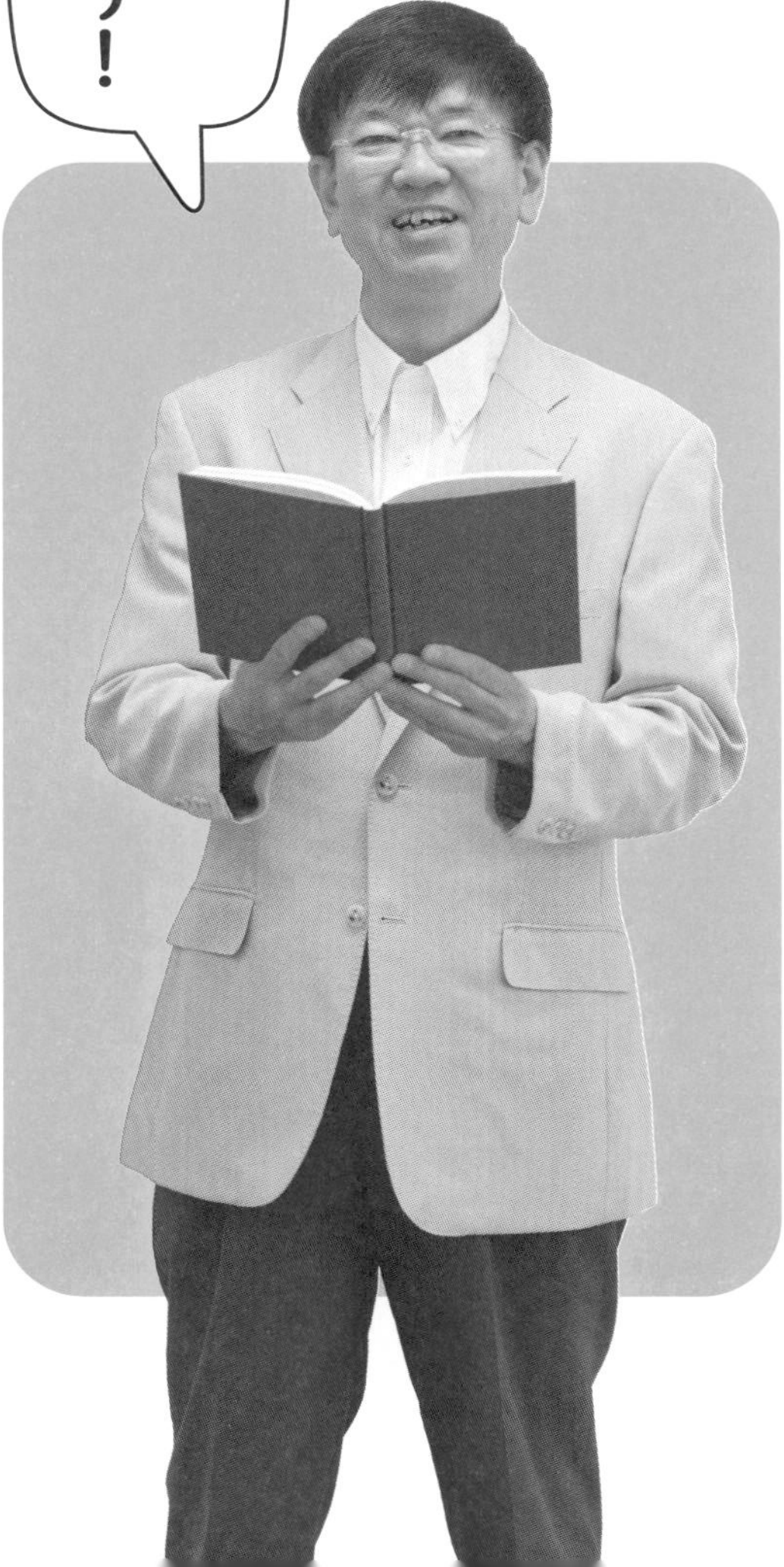

contents

目次

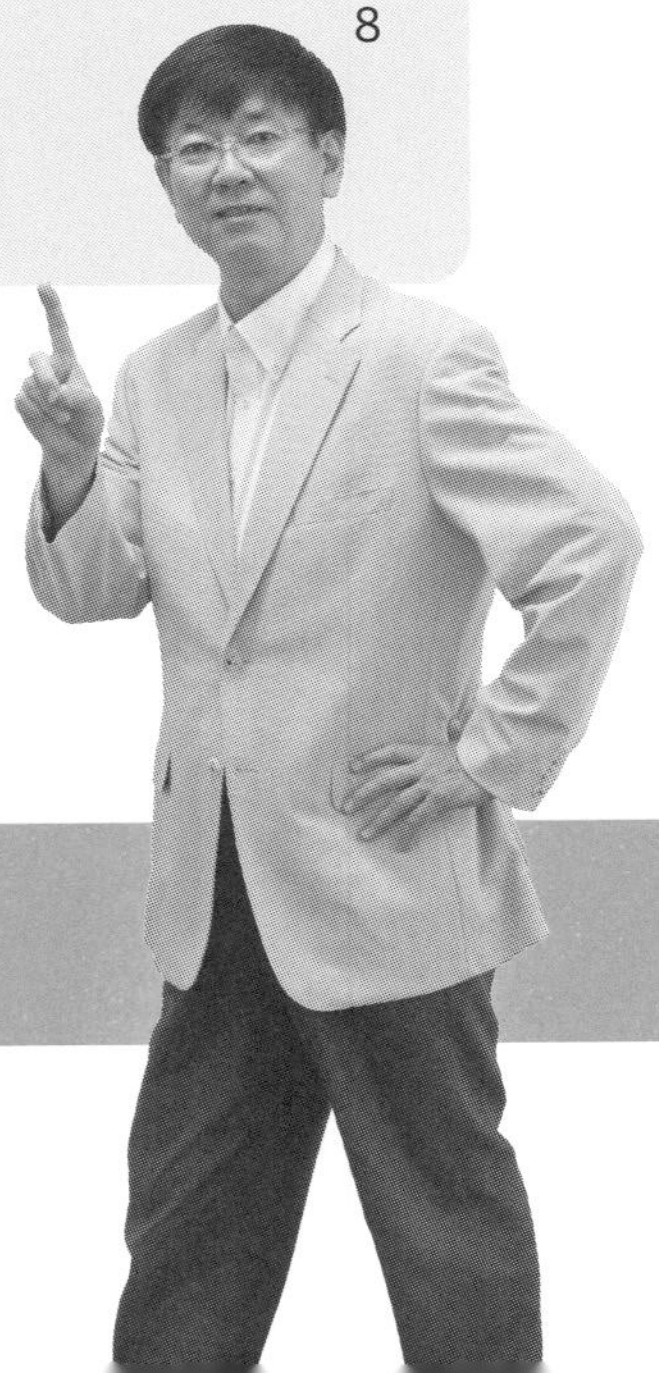

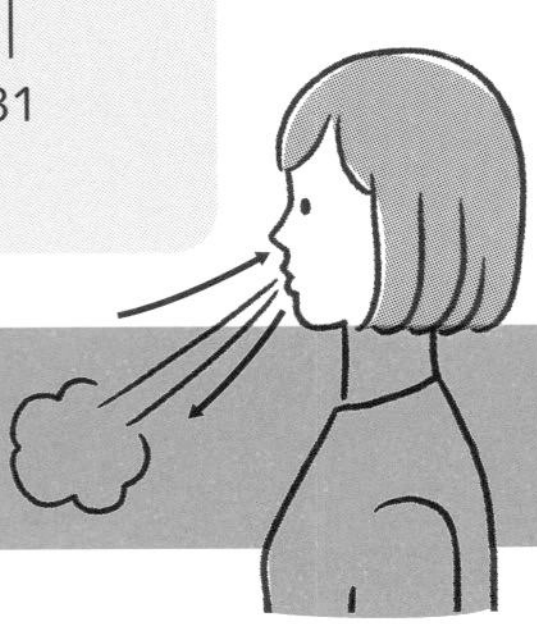

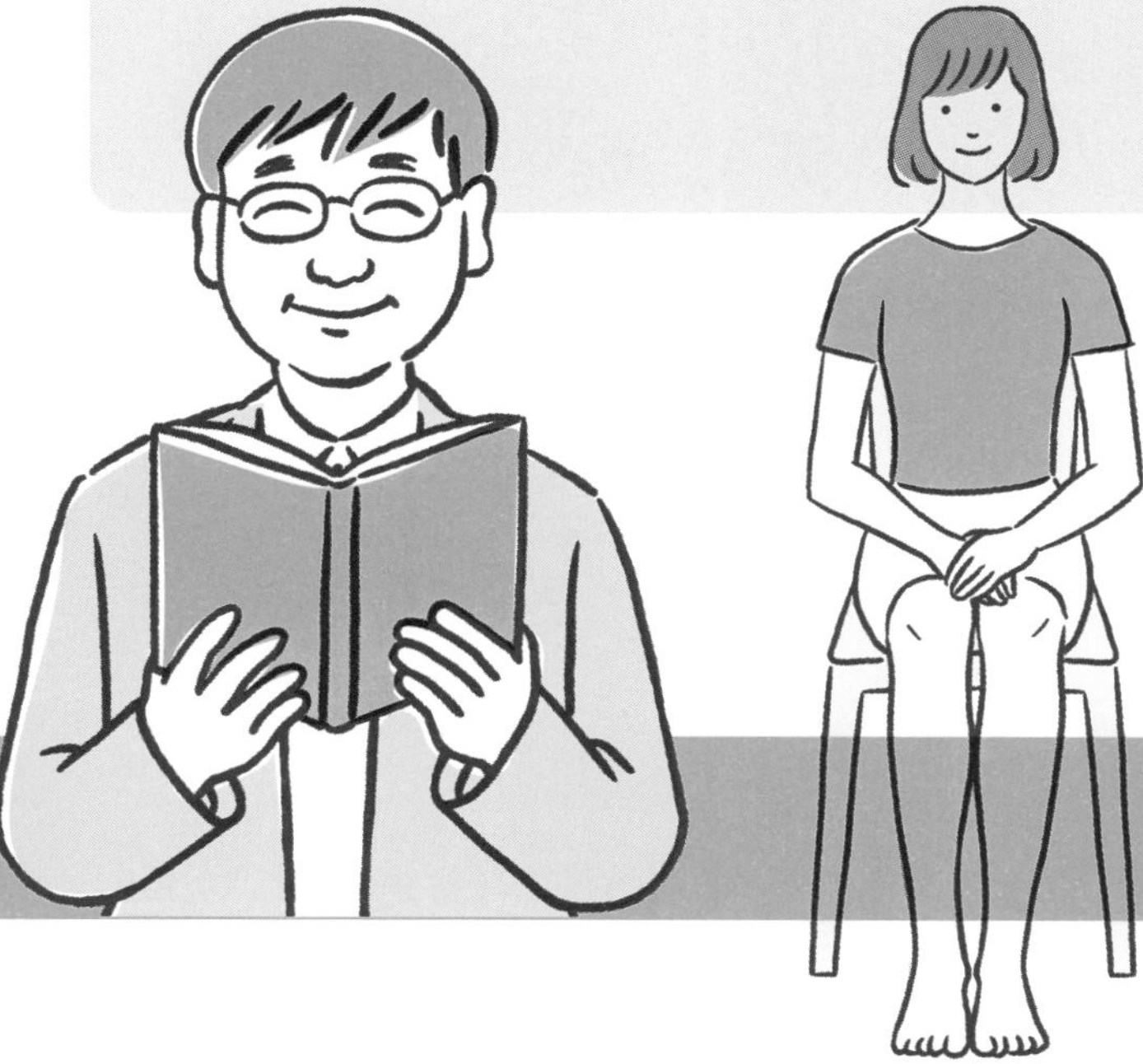

マスクの下はどうなっている？

新型コロナウイルスの流行で、わたしたちの生活は大きく変わりましたね。感染防止のため、あたらしいルールが生まれ、これまで当たり前だったことができなくなってしまいました。

そんななか、「声を出すとすぐ疲れる」「声が出しづらい」「のみこみづらい」「ほうれい線が気になる」といった声・のどに関する悩みも出ているようです。

ここでいきなりですが、普段話しているよりも大きな声で、次の文章を読んでみてください。

あめんぼ　あかいな　あいうえお

マスクの下の悩み

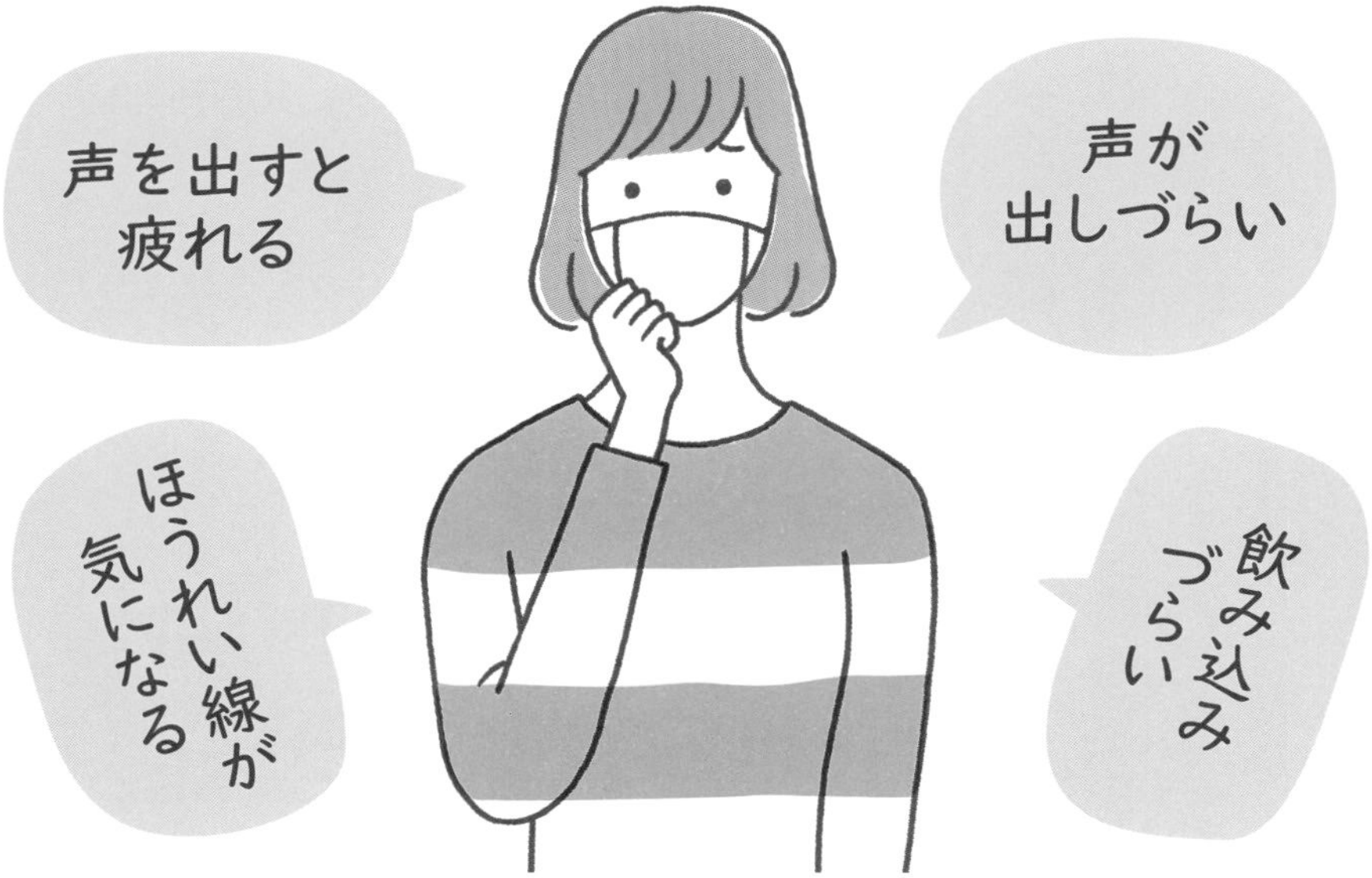
声を出すと疲れる
声が出しづらい
ほうれい線が気になる
飲み込みづらい

最初の音が出しづらくありませんでしたか？　のどが少し痛くなりませんでしたか？　そんな人は要注意です。

このような「少し気になるな……」という程度のことがコロナが長引くにつれて、徐々に「悩みごと」へとランクアップ。

気になりだすと、聞き返されるのが怖くてマスク越しの会話がためらわれる、外にでるのがおっくうになったという声も耳にします。

心当たりがある方もいらっしゃるのではないでしょうか。

つかわないと声も老ける

久しぶりに会った知り合いの第一声に、「あ、老けたな」と思ったことはありませんか？

女性は、更年期になるとホルモンバランスの影響で声は変化します。また、男性も年をとると粘膜の分泌物が減るので、滑舌や声色が変わります。

実は声も老化するのです。

ただ、歌舞伎や狂言、落語の世界の師匠たちは、「生涯現役」という方がいらっしゃいます。なかには、大病を患っても、声の迫力や艶は衰えず、すばらしい芸をみせてくれる方々もいます。

師匠たちのように、声は若々しく保つことができる一方で、声を出さない生活をしていると、老化は早まることでしょう。つかわないと筋肉は衰えます。ですから、

老化にともなう声の変化

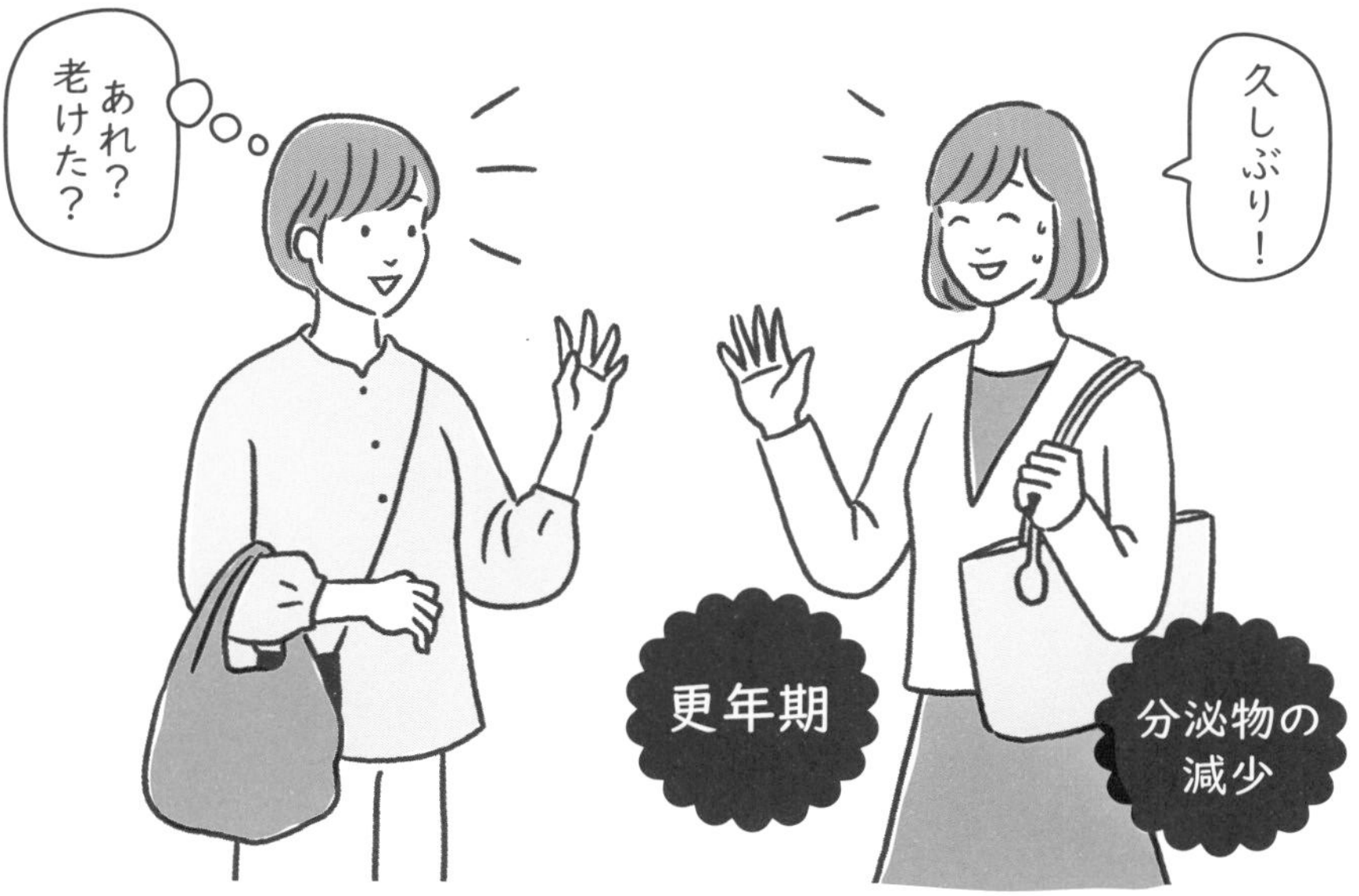

コロナ禍での生活は、声にとってもとても悪影響です。

そんな老け声を改善させる方法として、この本では「音読」をおすすめします。

音読は、高齢になってもはじめることができます。1回3分以内なのですぐにはじめられます。

私が講師をしている音読講座には、60代以上の方々がたくさんいらっしゃいますし、93歳の方から音読で認知症予防しているとメールをもらったこともあります。

音読で健康になる

飲み込む力をつくる

毎日声を出す「音読」の習慣は、健康に良い効果をもたらします。特に加齢とともに弱くなっている声・のどの筋肉を強くします。

みなさんも耳にしたことがあるかと思いますが、「誤えん性肺炎」は高齢者によくみられる肺炎です。日本で亡くなった方の原因を調査すると、がん、心疾患についで肺炎が死因第3位です。そのなかでも、肺炎患者の約7割が75歳以上の高齢者で、高齢者の肺炎の7割以上が誤えん性肺炎です。

誤えん性肺炎は「えん下」という飲み込む力が弱くなったことで、誤ってほかの器官に食べものや飲み物が入ることで起きてしまいます。

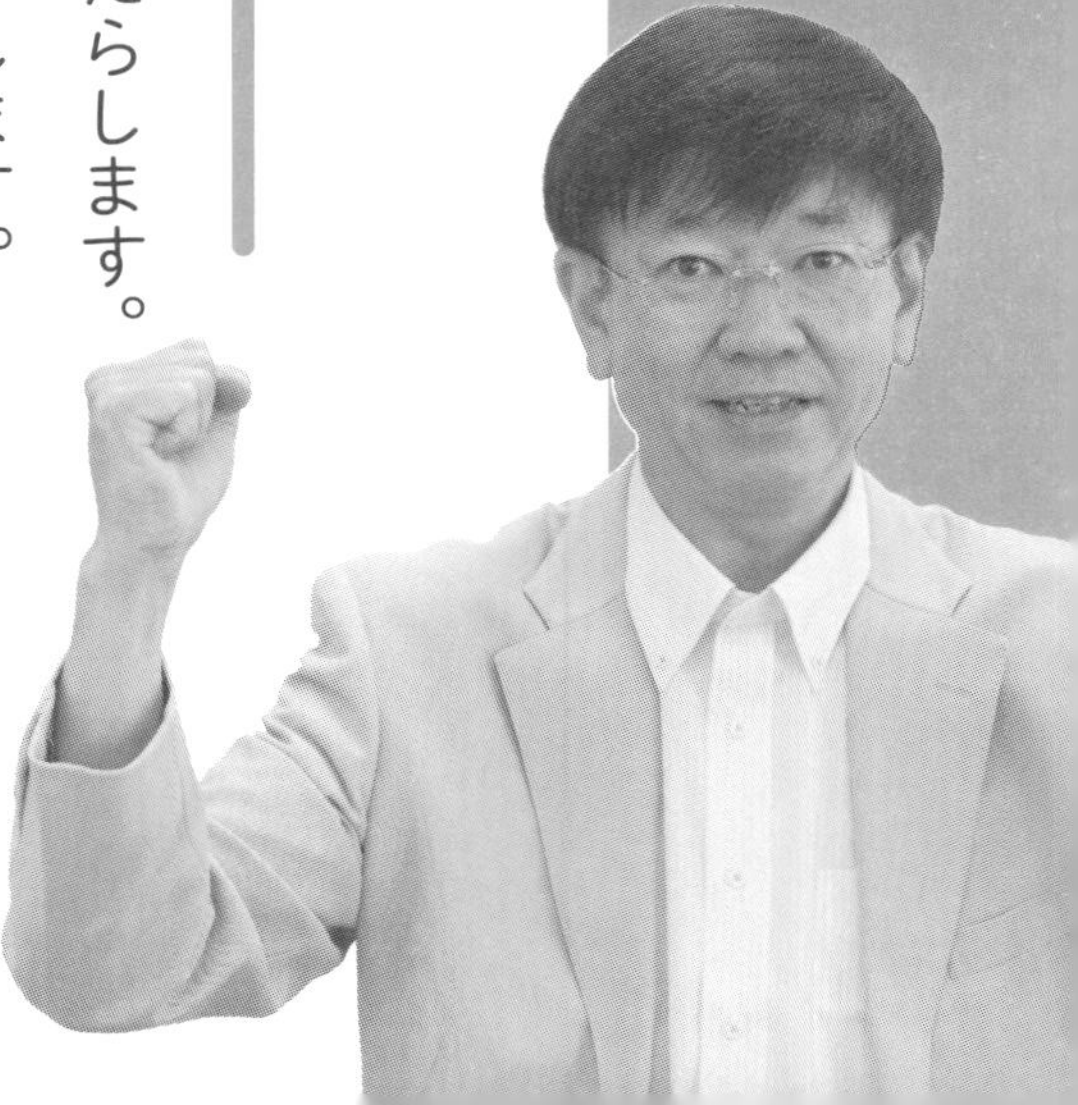

肺炎患者の年齢構成

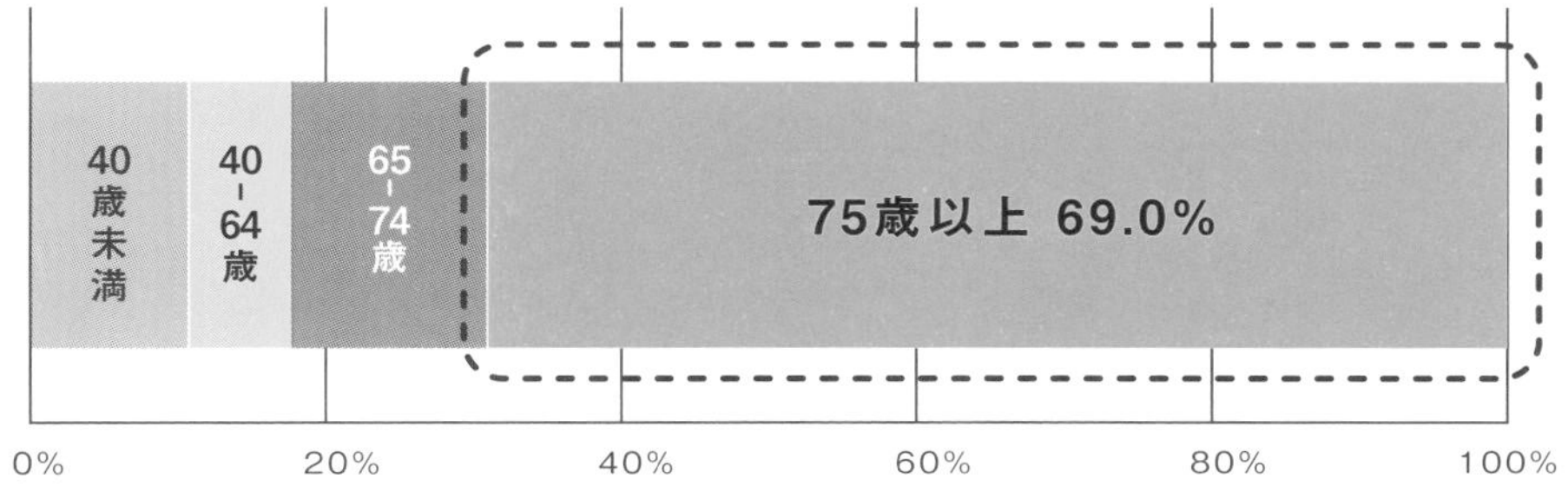

40歳未満
40-64歳
65-74歳
75歳以上 69.0%
0%
20%
40%
60%
80%
100%

入院肺炎症例における誤えん性肺炎の割合

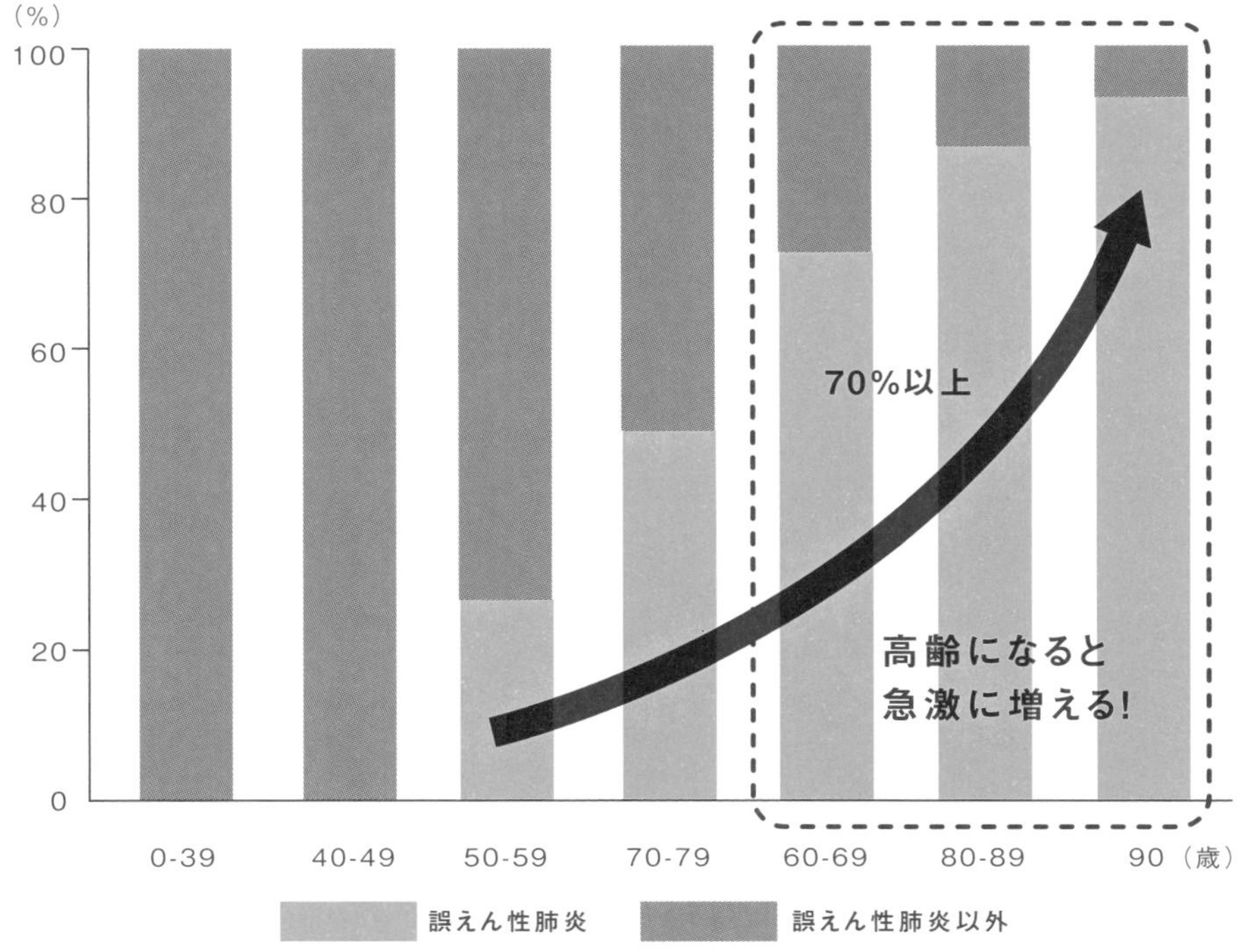

(%)
100
80
60
40
20
0
70%以上
高齢になると
急激に増える!
0-39
40-49
50-59
70-79
60-69
80-89
90（歳）
誤えん性肺炎
誤えん性肺炎以外

出所：厚生労働省「第二回　在宅医療及び医療・介護連携に関するワーキンググループ」資料2−1「高齢化に伴い増加する疾患への対応について」より（https://www.mhlw.go.jp/stf/shingi2/0000135473.html）

要注意の症状

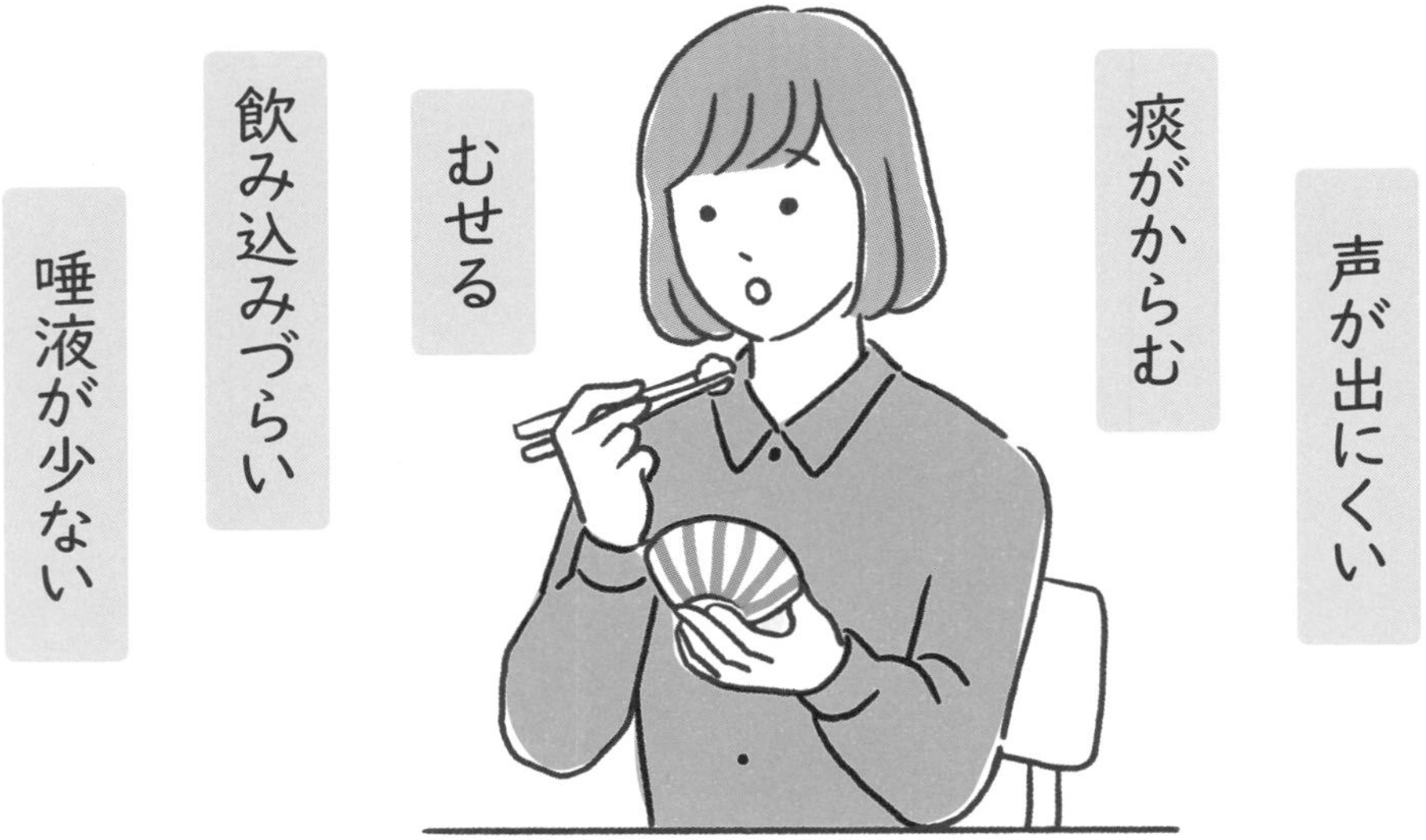
声が出にくい
痰がからむ
むせる
飲み込みづらい
唾液が少ない

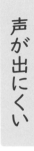

「えん下」機能の低下は、とても重大な問題です。

食べものが飲み込みにくかったり、食事時のむせ、食後の痰《たん》やせきが出ると要注意と言われています。

えん下障害では、誤えん性肺炎になる危険性のほか、窒息死《ちっそくし》の恐れもあります。

お正月に高齢者がおもちをつまらせて亡くなる、というニュースを耳にすることがありますが、家庭での窒息死の主な原因は誤えんだと言われています。

えん下障害や誤えん性肺炎の予防

には、のどの筋肉を鍛えることが大切です。

うつや自律神経失調症を予防する

また、この本では腹式呼吸をおすすめしていますが、ここにも健康効果がありま
す。

腹式呼吸は横隔膜《おうかくまく》を動かす呼吸法です。横隔膜には自律神経が集まっています。

自律神経には、交感神経と副交感神経の2つがあります。

交感神経は活動的で、副交感神経は静的な状態のときに働くといわれています。

腹式呼吸で横隔膜を意識的に動かすことで、副交感神経が優位になる効果があります。副交感神経が優位になるということは、リラックスしているということですね。自分でコントロールができるようになるといいことずくめです。

人は、加齢とともに体温調節がうまくできなくなることがあります。高齢者が熱中症になりやすいといいますよね。気温の変化に体がついていけず、汗をかけなく

自律神経が整うと……

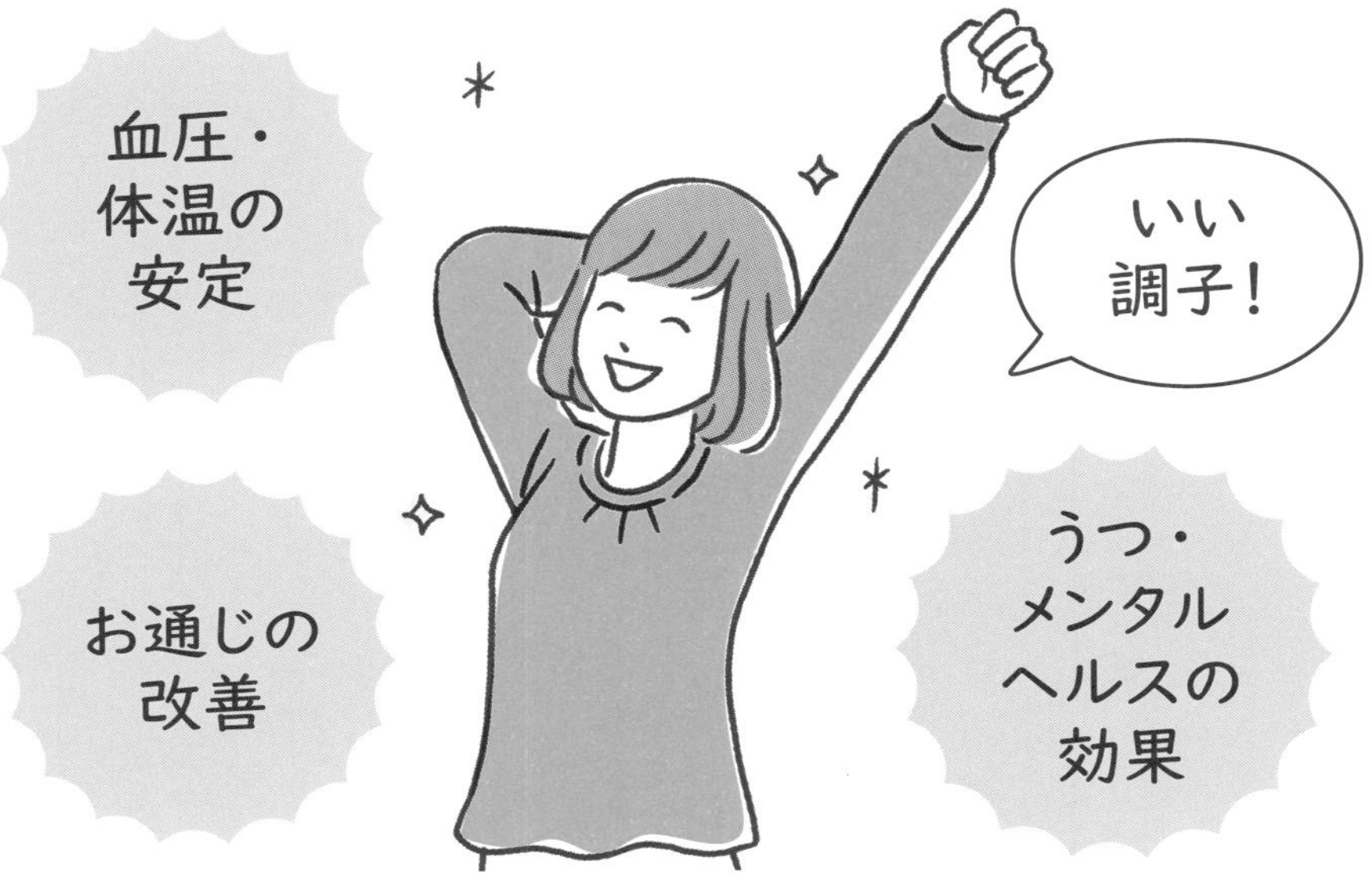
血圧・体温の安定
いい調子！
お通じの改善
うつ・メンタルヘルスの効果

なって熱を出したり、反対に体が冷えやすくなるのです。しかし、自律神経が整うと、血圧や体温に関する不調が改善されます。内臓の動きもよくなり、お通じもよくなります。

そのほか、うつや自律神経失調症などのメンタルヘルスに悩む人も、自律神経を刺激することが効果的です。

コロナ禍では、気分が塞《ふさ》ぎがちになり、うつ状態になる人が増えているといいます。

感染の恐怖や先の見えない不安に落ち込んでいる状態が長い間続いて

しまうのです。

人と接触できないなかで、社会から孤立しているように感じてしまうこともあるでしょう。

腹式呼吸で副交感神経優位の状態をつくることができると、小さな一歩のようですが、どんよりした気持ちがすっきります。

毎日できる範囲のことで構いませんから、セルフケアの習慣を積み重ねていくことは、自分への自信にもつながるので心の健康を保つことにつながります。

また、当たり前になったマスク生活では、表情を人に見られる機会が減ることで、顔の筋肉が少しずつ衰えていきます。

顔の筋肉が衰えるということは、口まわりのたるみやしわの原因です。

声を出すことは口の筋肉をつかうということですので、軽い筋トレになり、気になるほうれい線が目立たなくなるなど、「老け顔」の予防にも効果てきめんです！

脳が活性化する

音読のすばらしさはまだまだあります。

音読に関する著書を多数出版している東北大学老齢医学研究所の川島隆太教授は、脳の機能を研究している専門家として「音読ほどに脳全体を活性化する作業を見たことがありません」と高く評価しています。

音読しているときの脳の様子をMRIで測定すると、多くの脳の領域が活性化しているのだそうです。

この研究からは「音読は脳の全身運動であり、脳機能を発達させ、脳機能の老化を防ぐことができる」ことがわかっています。

脳が活性化するということは、記憶力がアップしたり、認知機能の高まりが期待でき、高齢者にとっては「認知症予防」につながります。

音読で脳が活性化

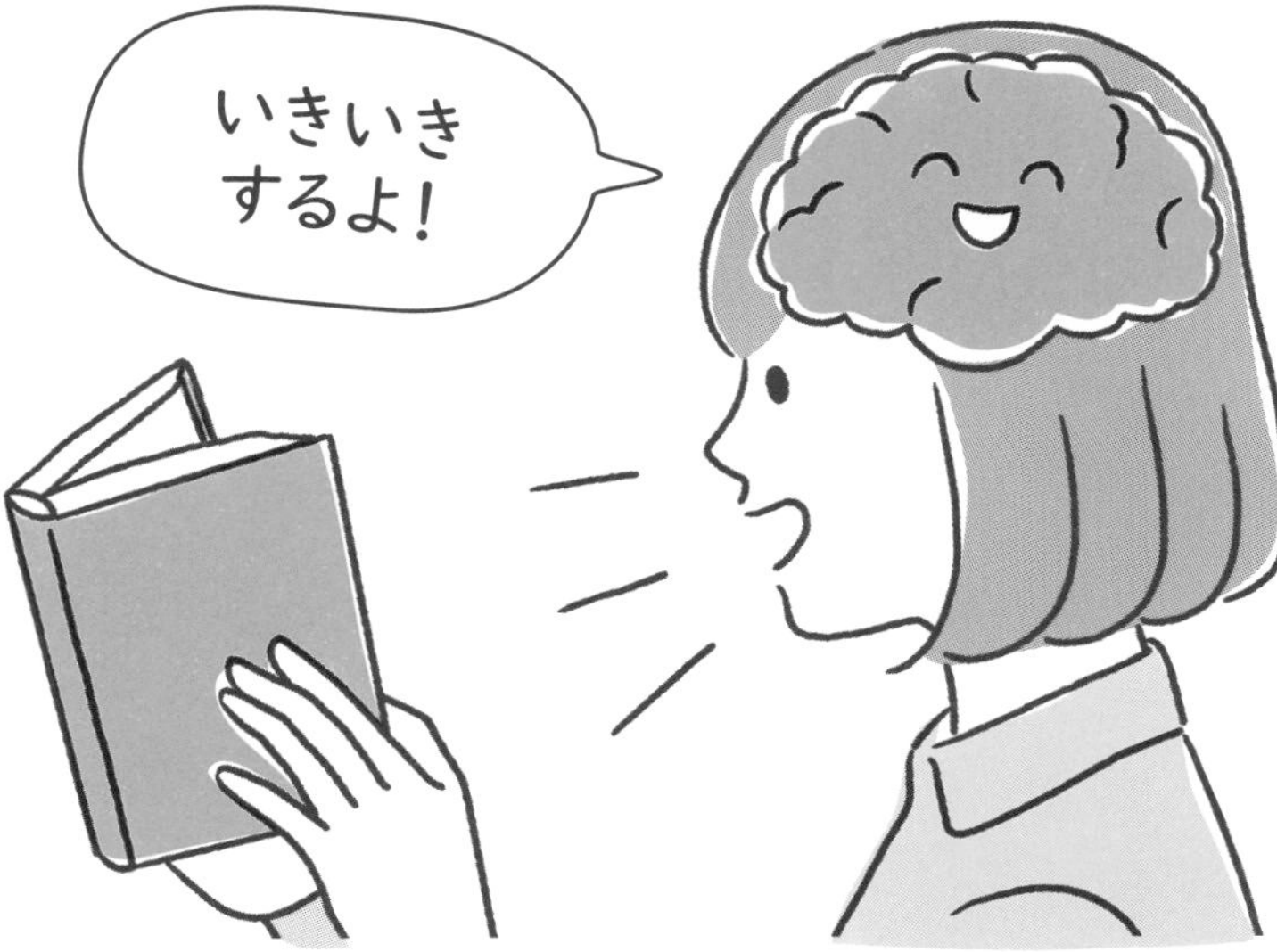

また、読むスピードを速くすれば、記憶力だけでなく、判断力や情報処理能力の向上も期待できるそうです。1日3分でも十分に効果が出ると思いますが、毎日続けることが大事だと川島教授はいいます。

このように、声を出す習慣「音読」には、よく通るいい声になれる以外にも、さまざまな効果があるのです。

「音読」こそ、自宅ですぐにできるトレーニングです!

＊参照文献　川島隆太＋安達忠夫『脳と音読』講談社現代新書、2004年。

現役アナウンサーが教えます

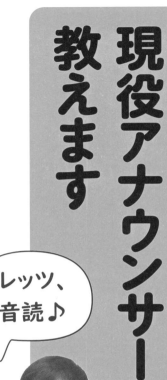

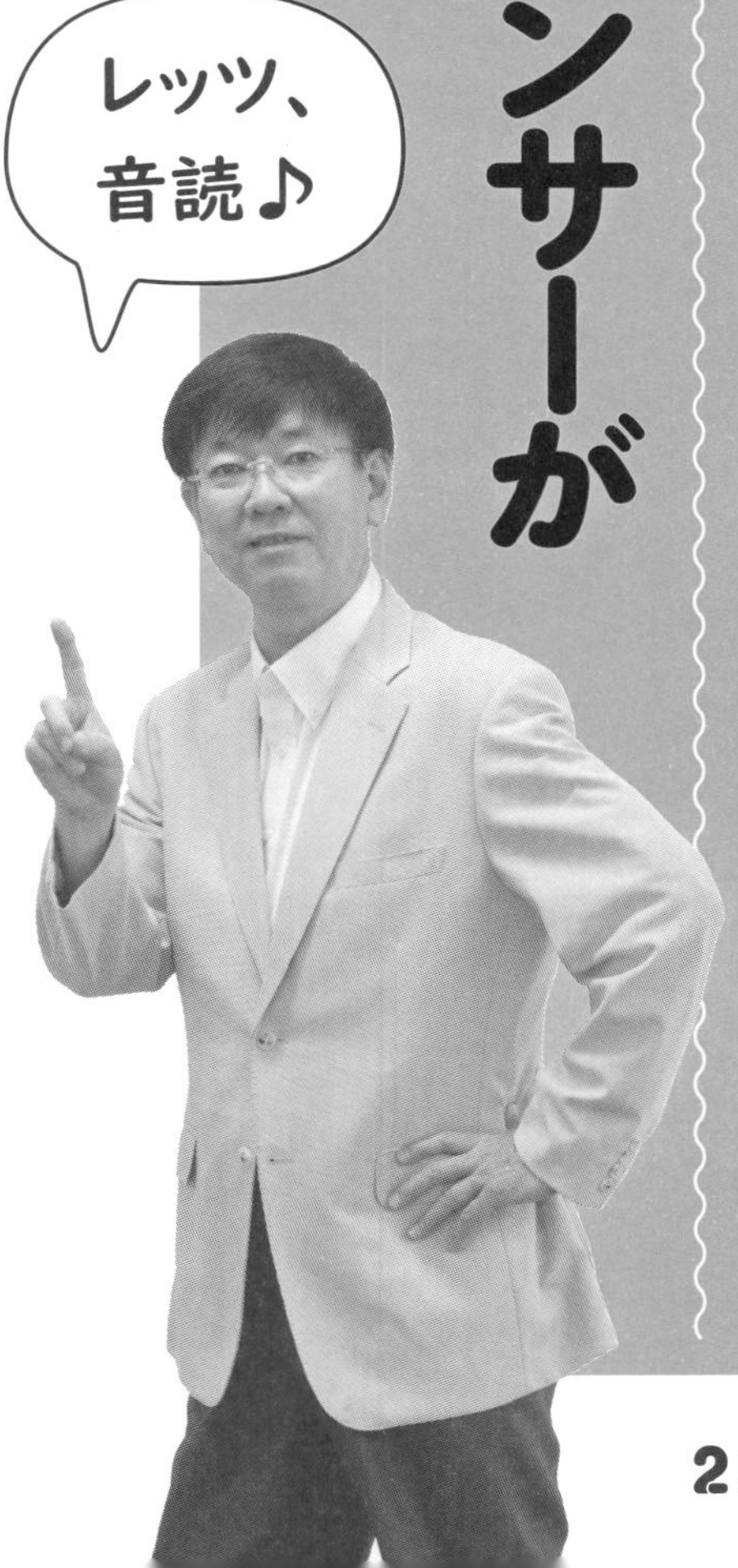

私は今、アナウンサーの仕事をしながら、東海テレビ放送と地域の人をつなぐための活動をしています。そのなかで、「なにか地域のみなさまのお役に立てるようなことをしよう」と思い立ち、これまでの経験を生かして音読をすることにしました。

65歳以上の一人暮らし世帯は年々増えています。一人きりで自宅にこもって声を出さないと顔やおなかの筋肉が衰え、フレイルになる危険性が高くなります。

音読は、高齢の方でも毎日できて、人との出会いも生まれるので、地域の課題解決にもつながるかもしれないと思ったのです。

軽い気持ちで、ホームページでの音読の配信と愛知県内での音読講座をはじめましたが、「音読ってきもちいい！」「音読をはじめてからせき込むことがなくなった！」と声をかけていただくことが増え、音読の良さを改めて実感しました。

今、コロナ禍で「人が人を遠ざけている」ということをひしひしと感じています。感染症予防のためには、物理的に距離をとるのは仕方がないことです。ですが、こんなときだからこそ「心の距離は縮めて、より密なコミュニケーション」をとることで、危機を乗り越えられるのではないかと思うのです。

音読で声を鍛えれば、飛沫をおさえて、マスク越しでもよく通る声で相手に話しかけることができます。

「おはようございます」「いつも配達ご苦労さまです」「今日はいい天気ですね」「どうもありがとう」

こうしたコミュニケーションこそ、今私たちが求めているものではないでしょうか。

わたしたち、音読で毎日元気です！

山田恒子さん●愛知県名古屋市・70代

名古屋市中区で1年間、音読講座を体験しました。はじめは何となく、日ごろののどの衰えを感じていました。毎日15～30分声を出すことを心掛け、半年くらい経ったあたりから、食事の時むせるようなことが無くなってきました。音読のおかげかなと思います。今も毎日の習慣として、続けています。

河合みさをさん●岐阜県郡上市・90代

毎朝、ベッドに入ったまま自分のｉｐａｄから庄野さんの音読を聞いています。

目で読むだけでは、スッと通りすぎてしまう。でも声に出して読むと、気持ちが入るんです。書いた人を身近に感じ、自分も頑張ろうと思える。すっかり音読が生きがいになっています。老いて幸せを満喫しています。

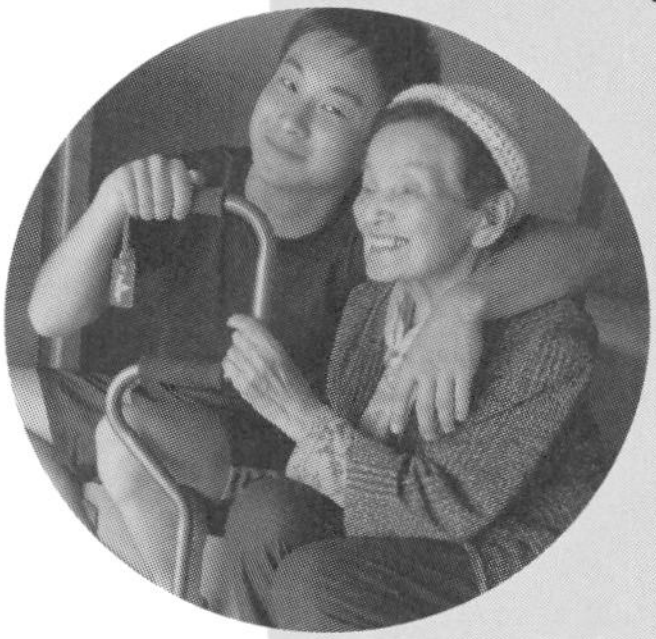

ひ孫さんと
河合さん

つ　か　い　か　た

PART 1～PART 5は音読のための準備です。
PART6は音読です。
付属のCDは、すべて庄野俊哉アナウンサーが
読んでいます。

CDの目次

トラック 1	音読をする前に
トラック 2	PART 1　ただしい姿勢で座りましょう
トラック 3	PART 2　ウォーミングアップをしましょう
トラック 4	PART 3　腹式呼吸を身につけましょう
トラック 5	PART 4　声を出してみましょう
トラック 6	PART 5　短い文章を読んでみましょう
トラック 7	PART 6　音読をしましょう
トラック 8	「仕事の中で」
トラック 9	「たん生日」
トラック 10	「この木なんの木?」
トラック 11	「春を告げる鳥」
トラック 12	「衣替え」
トラック 13	「大掃除」
トラック 14	「洗濯物」
トラック 15	「卒業証書」
トラック 16	音読をおえて
トラック 17	癒しの音楽　音読への誘い～阿（あ）
トラック 18	癒しの音楽　音読への誘い～吽（うん）

本　と　C　D　の

本の読みかた

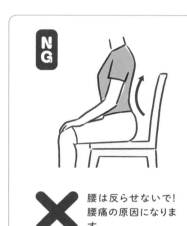

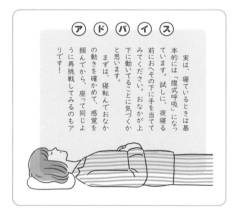

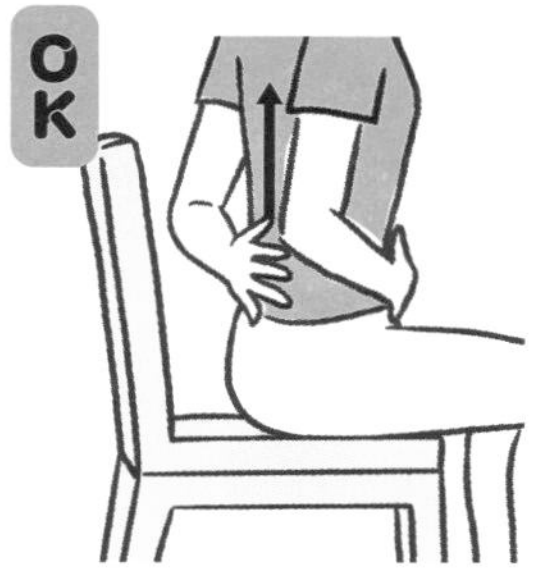

腰は反らせないで！
腰痛の原因になります。

腰とおなかに手を当てて、まっすぐに伸びているか確認しましょう。

NGな行動に気をつけ、OKを手本にしてやってみましょう。

アドバイス

実は、寝ているときは基本的には「腹式呼吸」になっています。試しに、夜寝る前におへその下に手を当ててみてください。おなかが上下に動いてることに気づくかと思います。

まずは、寝転んでおなかの動きを確かめて、感覚を掴んでから、座って同じように再挑戦してみるのもアリです！

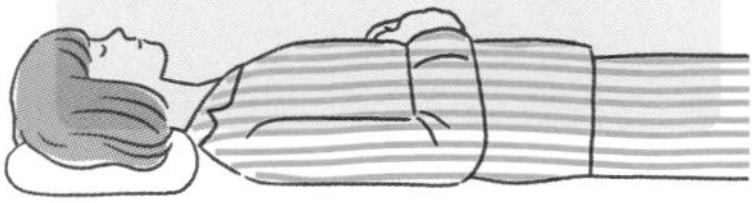

少しちがう視点からのアドバイスです。動きのイメージが持ちやすくなるかもしれません。

POINT

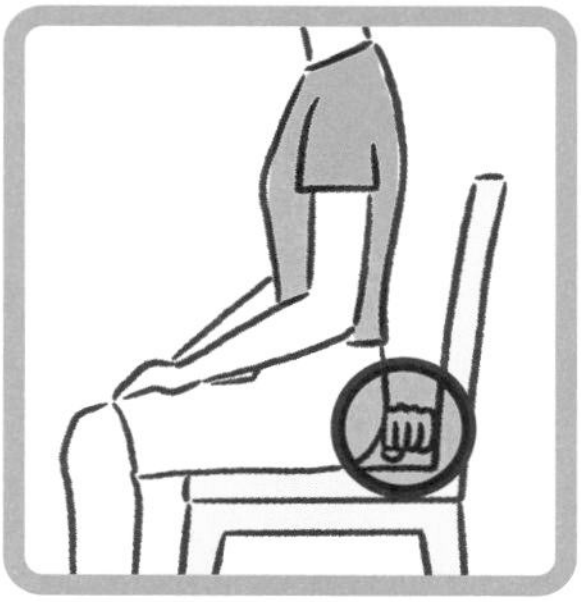

重要なポイントなので、おさえておきましょう。

CDトラック 2

PART 1 ただしい姿勢で座りましょう

いい声を出す第一歩は、いい姿勢からはじまります！
いつもは猫背のあなたも、ちょっとだけがんばってみてください。
一日3分だけ、この状態をキープです。

1 椅子に座る

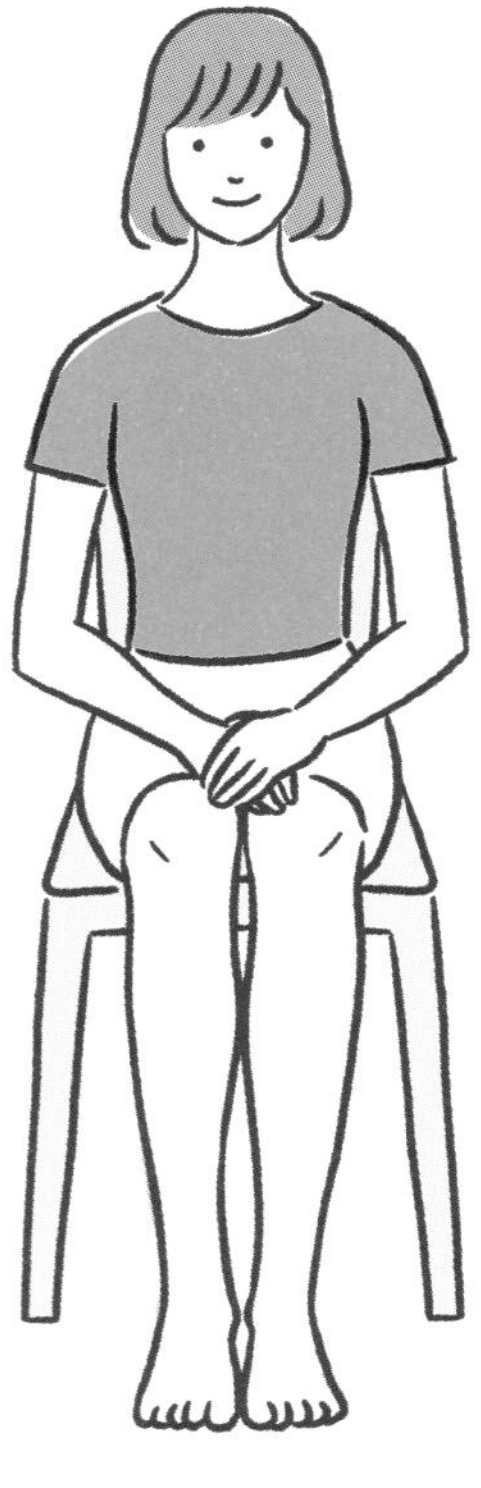

背もたれはつかわず、背中から椅子までこぶし1個分あけて座ります。座面の3分の2くらいのところに腰かけてください。

POINT

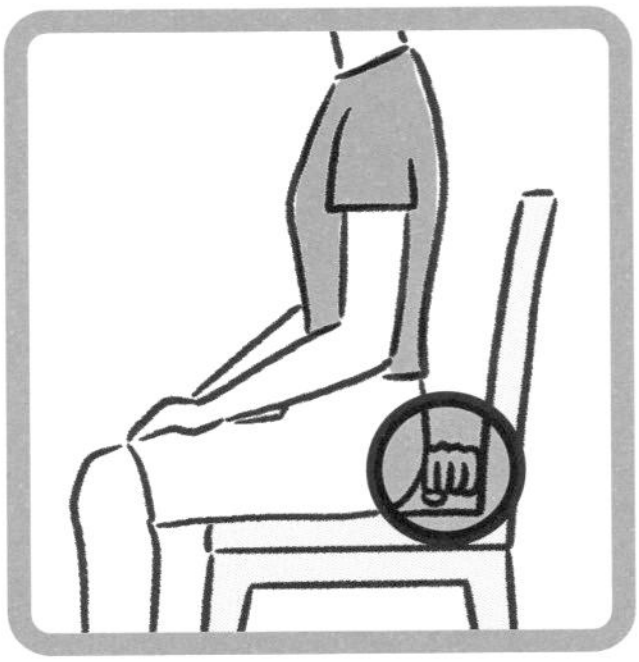

こぶし1個分あける

2 肩をストンとおとす

肩をストンとおとしてください。一度息を吸いながら顔の横まで肩を上げて、吐きながら力を抜くといいですよ。

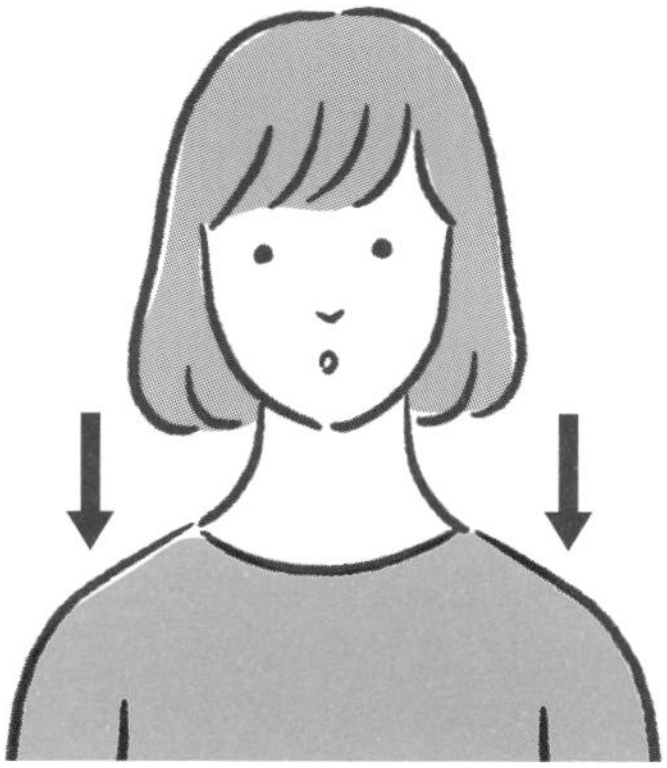

3 肩をおとしたまま、背筋をのばす

ストン！　とおとしたまま、腰をそらさずに、背骨がまっすぐになるように、背筋をのばしましょう。

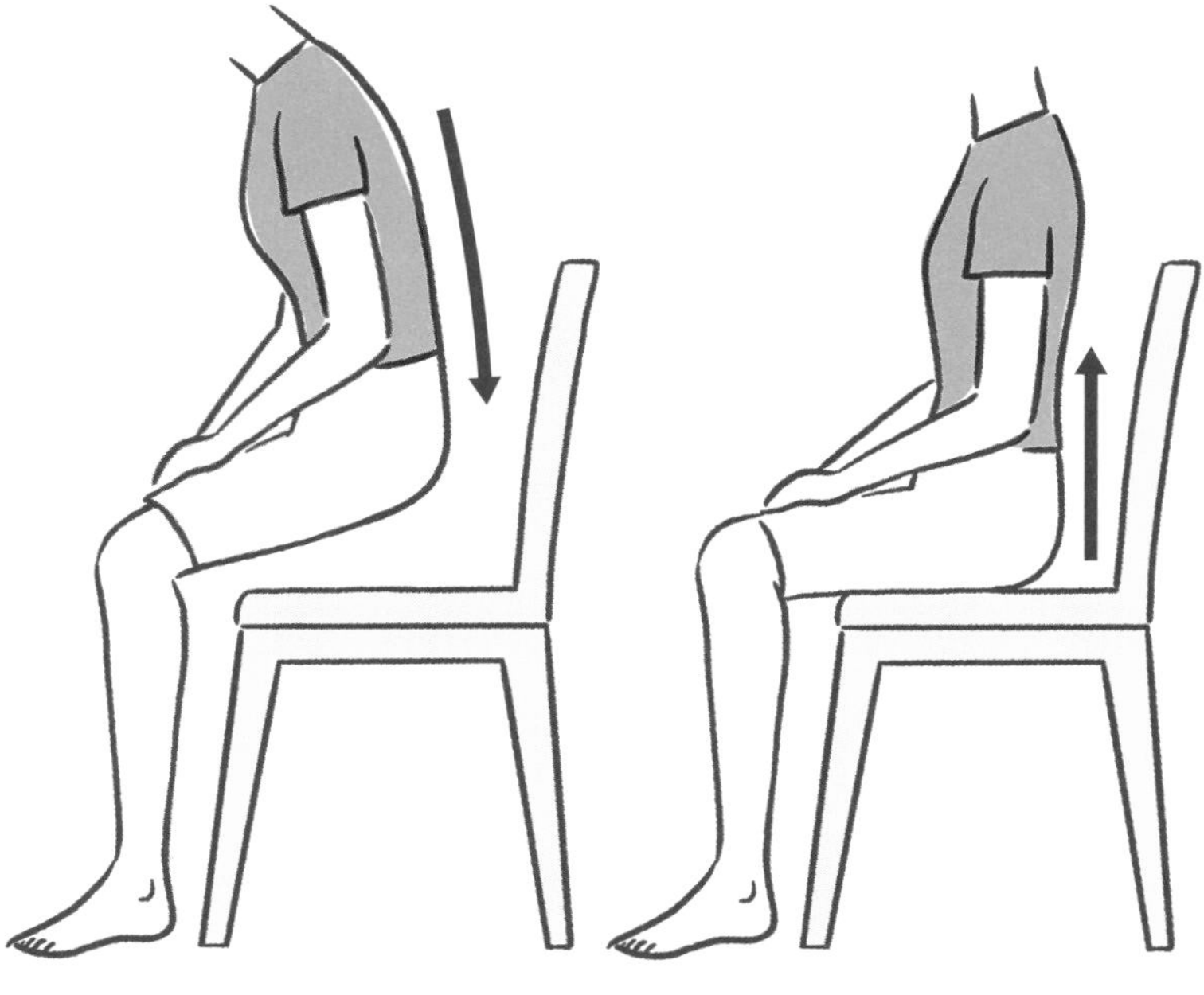

4 ちょっとだけ下を見る

視線は、まっすぐ向いたまま少しあごをひきます。
本は机に立てるか、両手で持ってください。
肩やひじに力が入っていないかチェックしましょう。

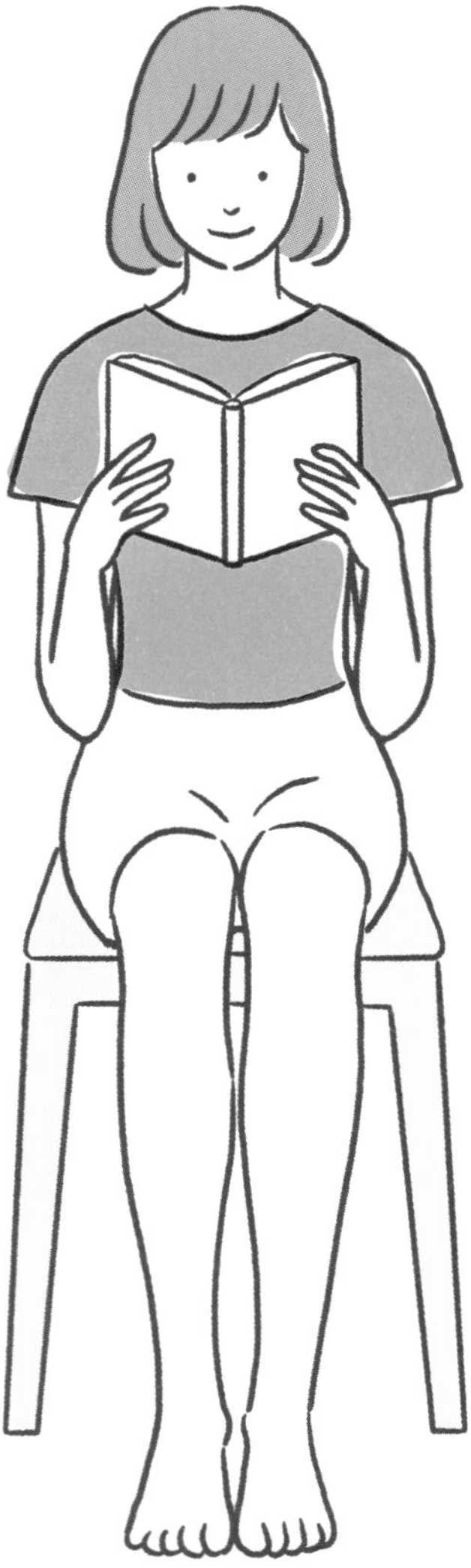

POINT

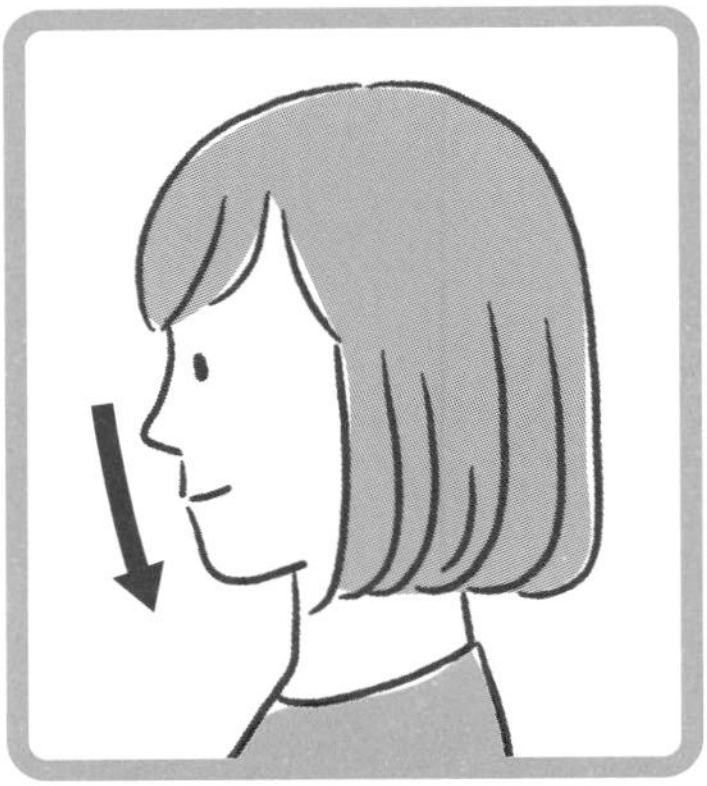

あごを引く

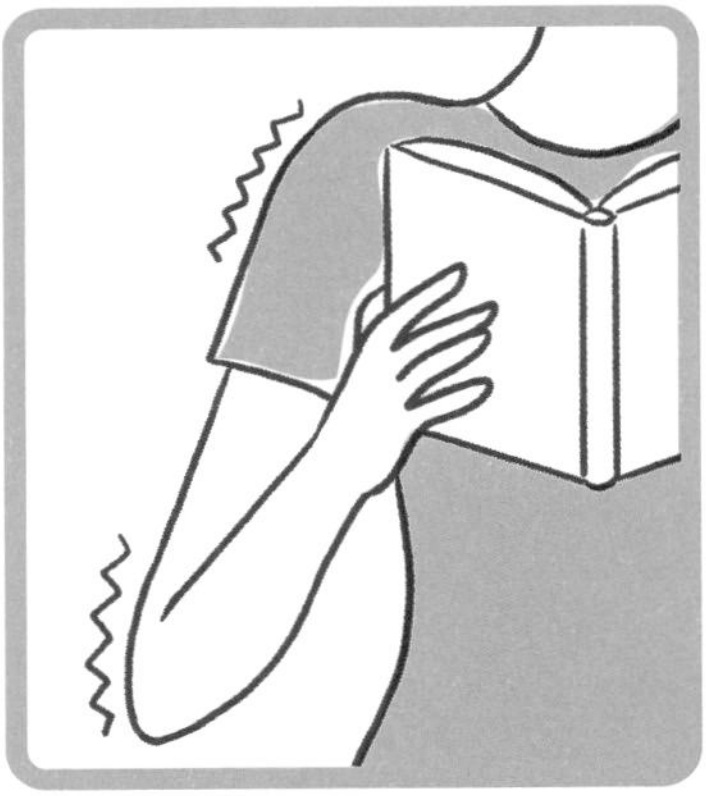

力をぬきましょう

NG

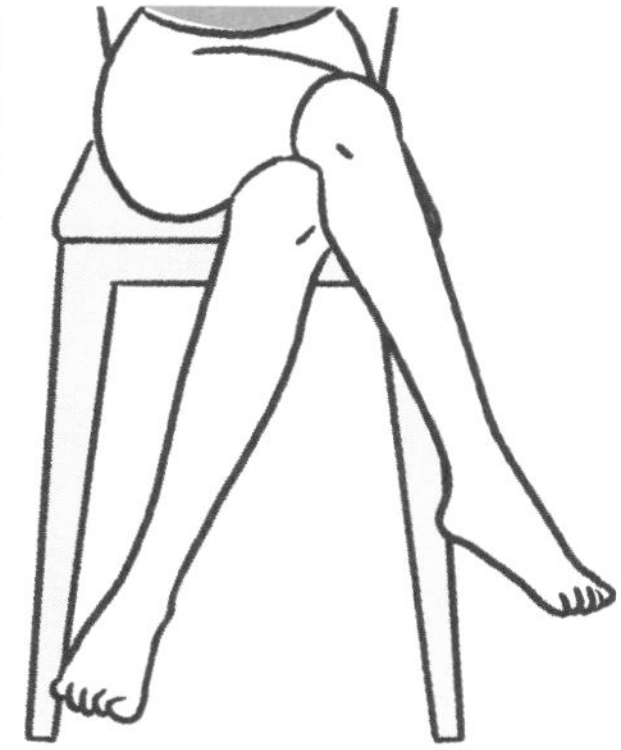

✕ 足をぶらんぶらんさせたり、組んだり、伸ばしてはダメです！

OK

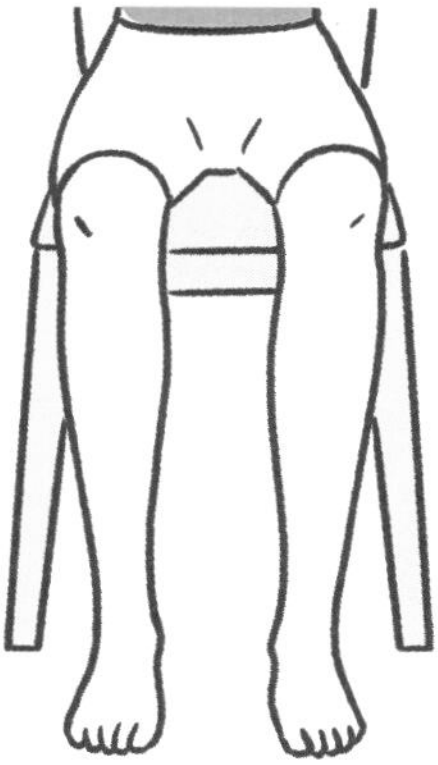

○ 足を床にきちんとつけて、肩幅くらいに広げます。

NG

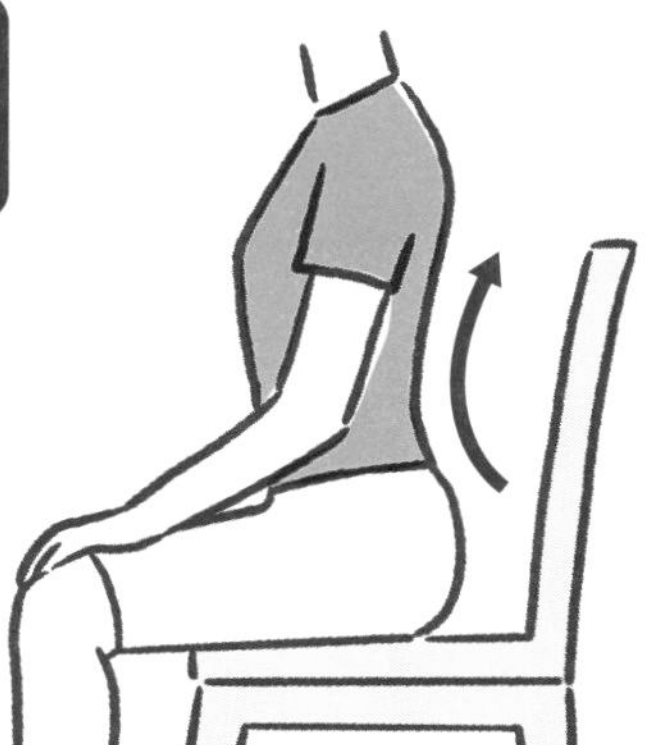

✕ 腰は反らせないで！腰痛の原因になります。

OK

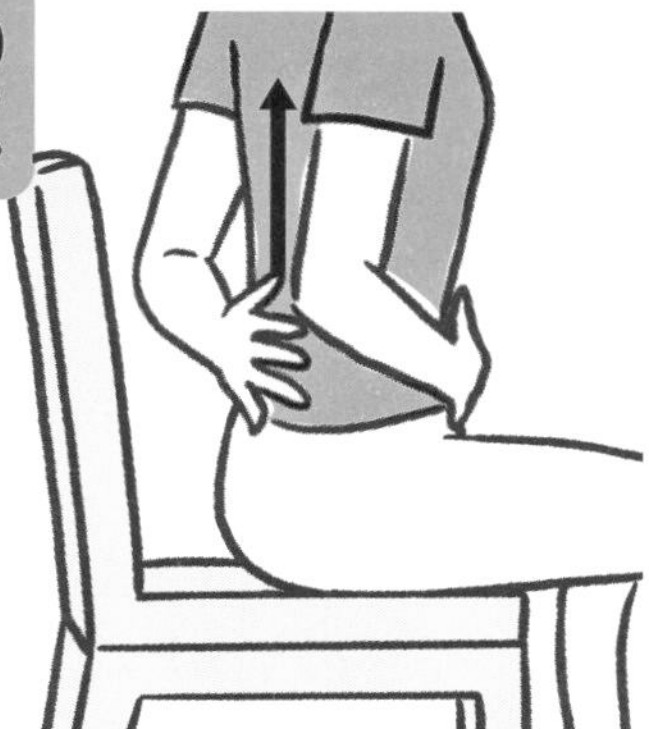

○ 腰とおなかに手を当てて、まっすぐに伸びているか確認しましょう。

ただしい姿勢のできあがり！

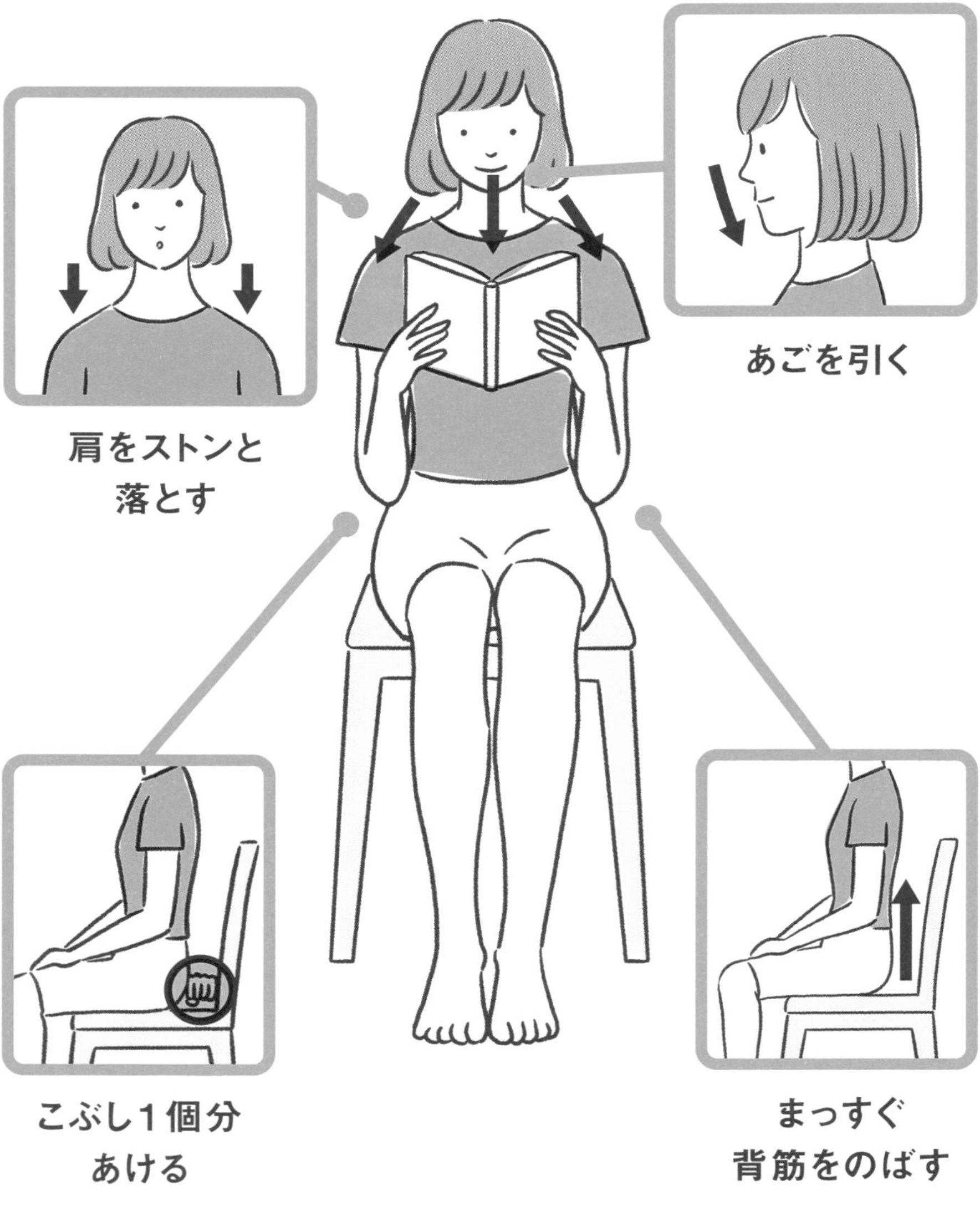
肩をストンと
落とす
あごを引く
こぶし1個分
あける
まっすぐ
背筋をのばす

CDトラック 3

PART 2

ウォーミングアップをしましょう

では次は、ウォーミングアップです。顔の筋肉は無意識にクセがつき、こわばった顔になっています。柔らかくするため、発声の前に顔を手でほぐしていきましょう。

1 両手をこすろう

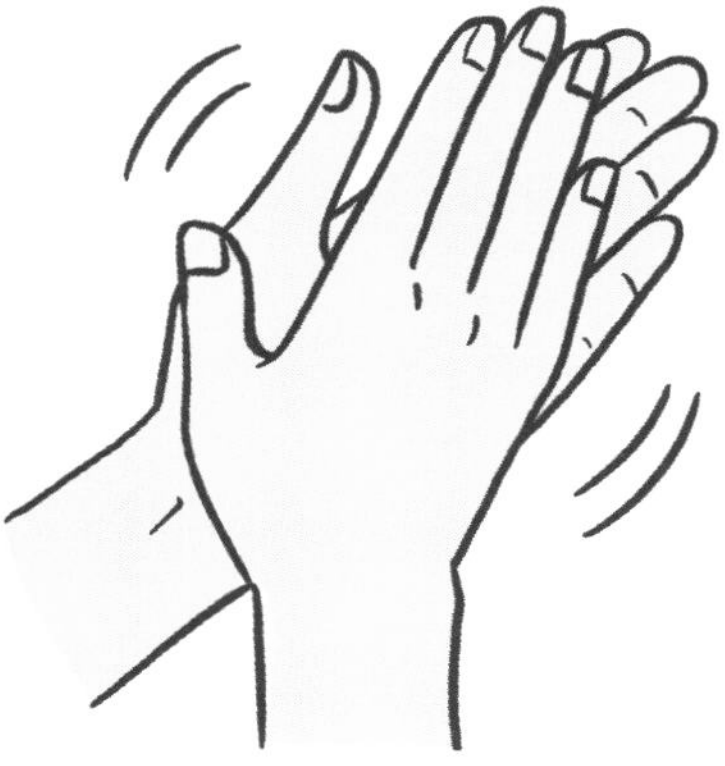

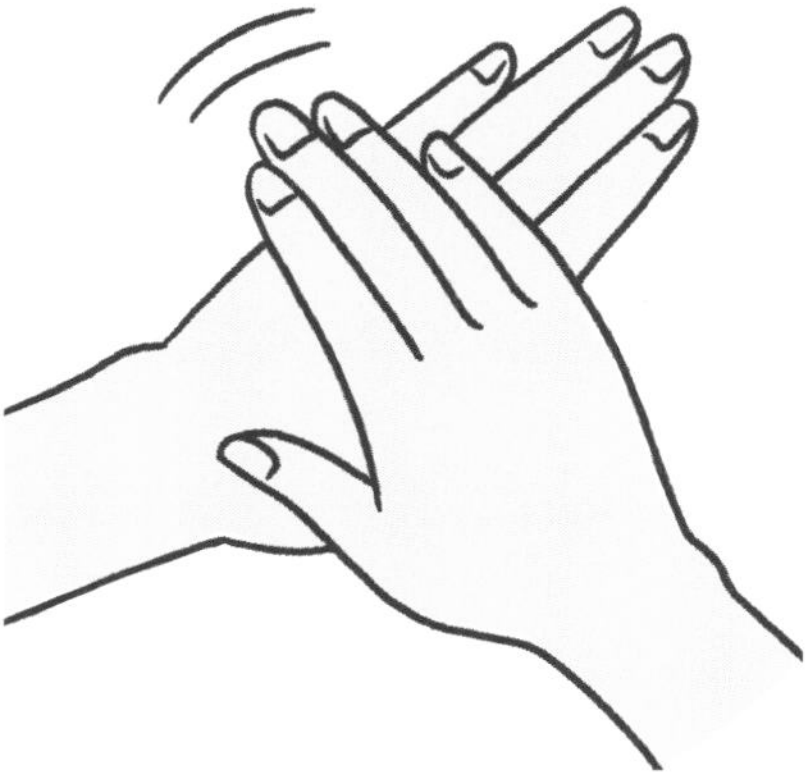

手のひらと手のひらを合わせてこすってあたためてください。
次は手の甲をさすります。

2 グッパグッパで血行をよくする

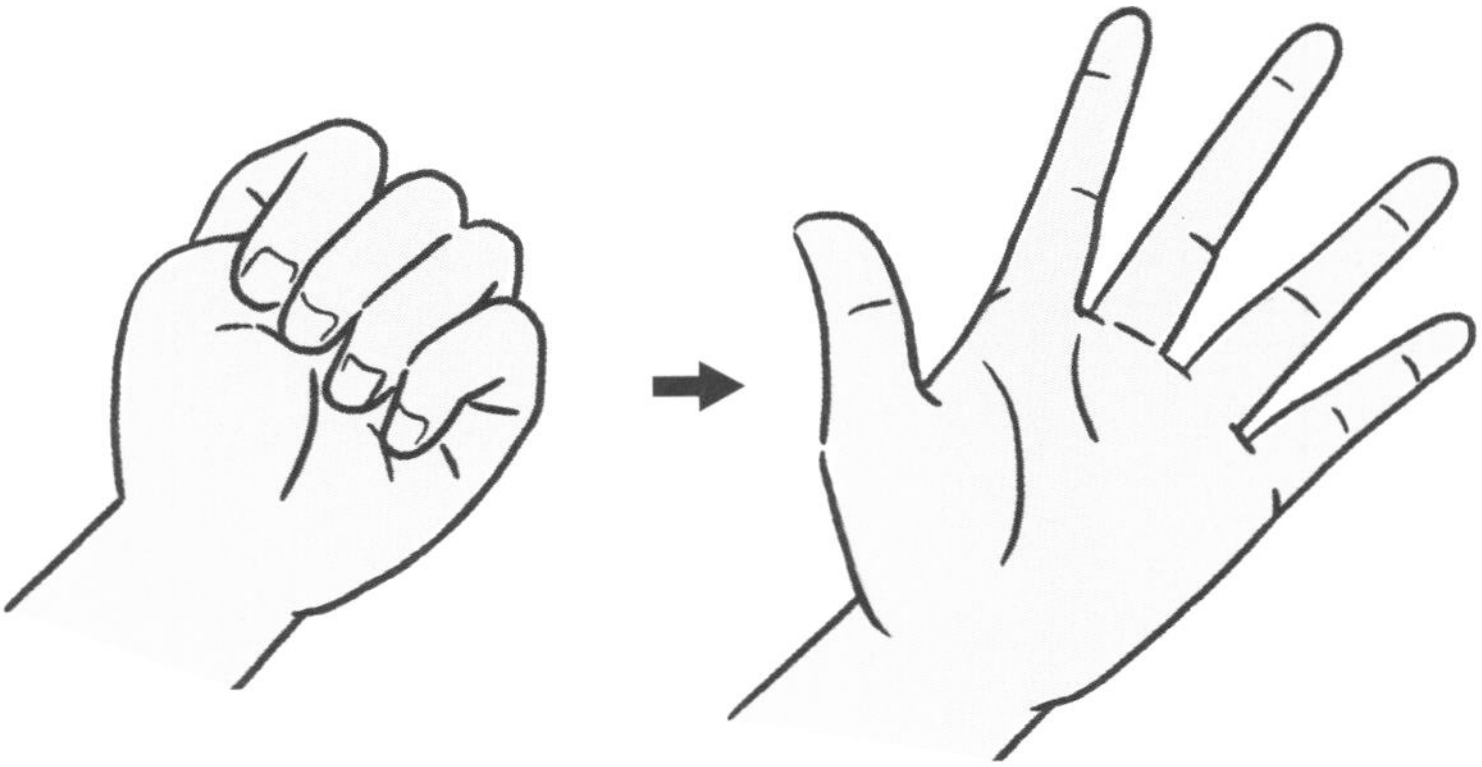

手をぎゅっとグーに。それをパッとはなして。グッパグッパを何回かやると血のめぐりがよくなって、手がほんのり赤くなります。

3 手のひらで頬をくるくる

では、両手の指を頬にあてます。くるくると○を描きながら、もんでいきましょう。2〜3回やったら、反対周りでもう2〜3回。

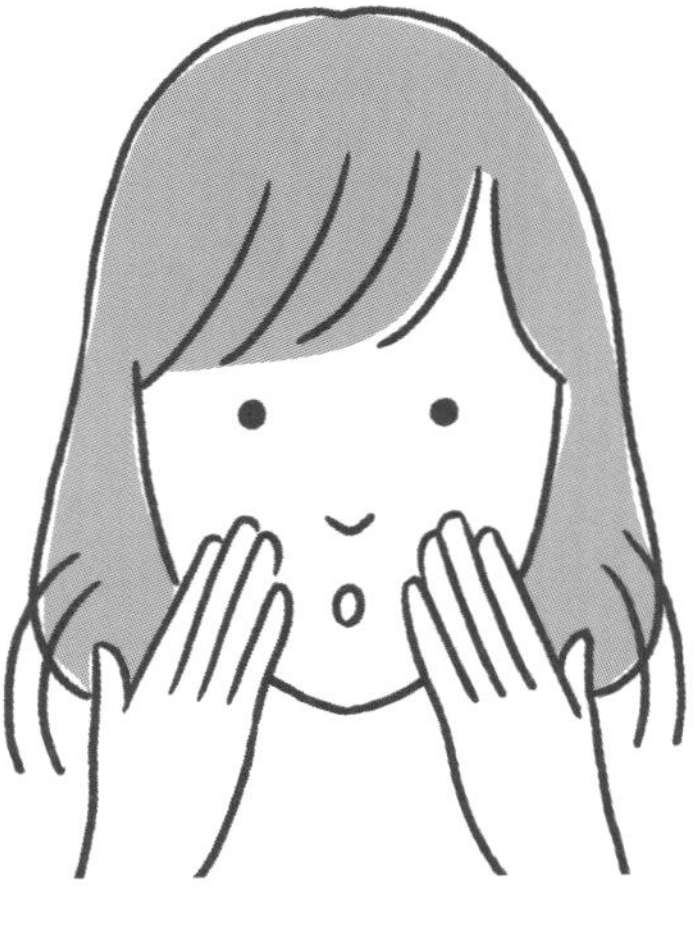

4 口角をあげて、そのまま止める

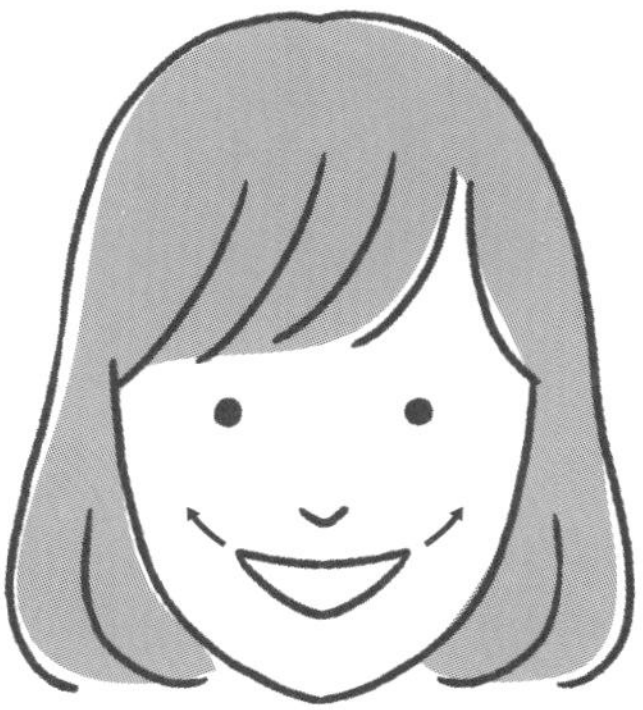

口の両端の口角をキュッと上にあげてください。最初は指であげてもいいですよ。そこからそのまま15秒キープ！　そして5秒おやすみ。これを2〜3セットやってみましょう！

口のまわりの筋肉を「口輪筋」といいます。

女優さんは、みなさんしっかり話をされるから口角があがり、口輪筋が鍛えられ、ほうれい線も目立たないのだと思います！

口角あげは、ほうれい線対策にも効果的です。

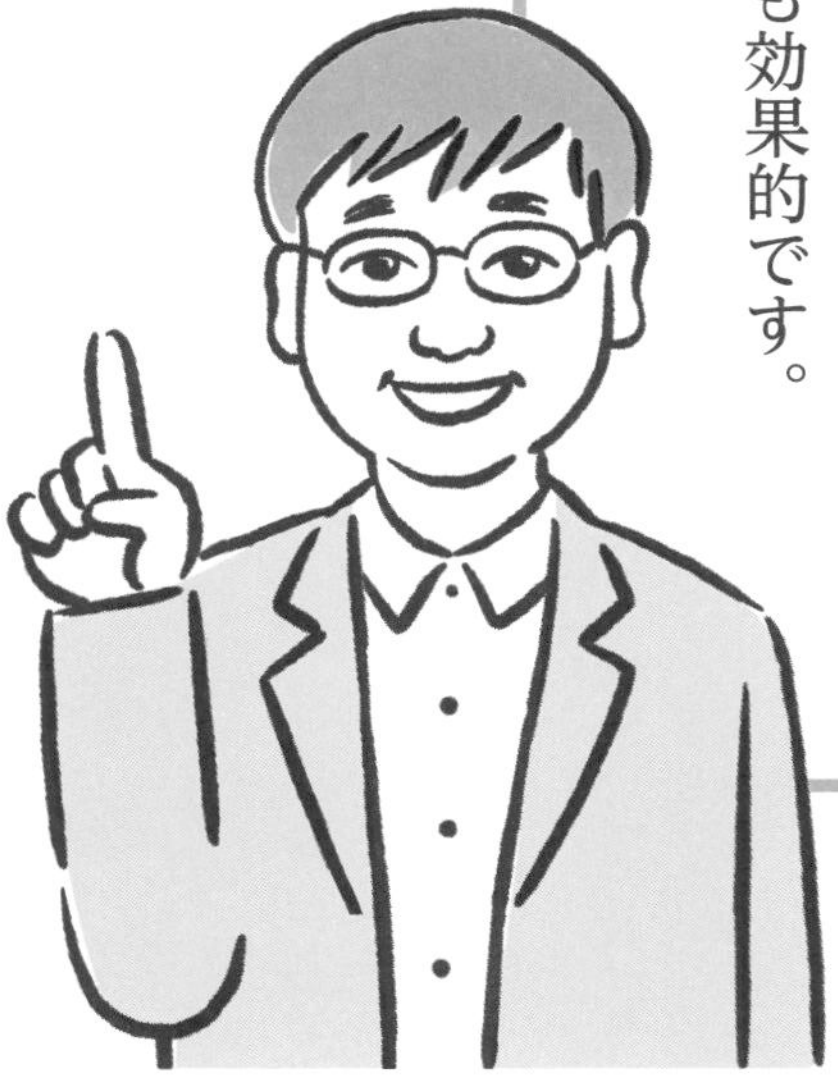

CDトラック 4

PART 3

腹式呼吸を身につけましょう

疲れずに読むためには呼吸づくりが重要ですが、マスターするには時間がかかります。ですから、「一回でできなくても当たり前！」だと思って、無理のない範囲でやってみてください。

声を出すのを先にやってみたい方は、このページはとばしちゃってもいいです。
もう少し知ってからはじめたいな、という方だけお付き合いください。

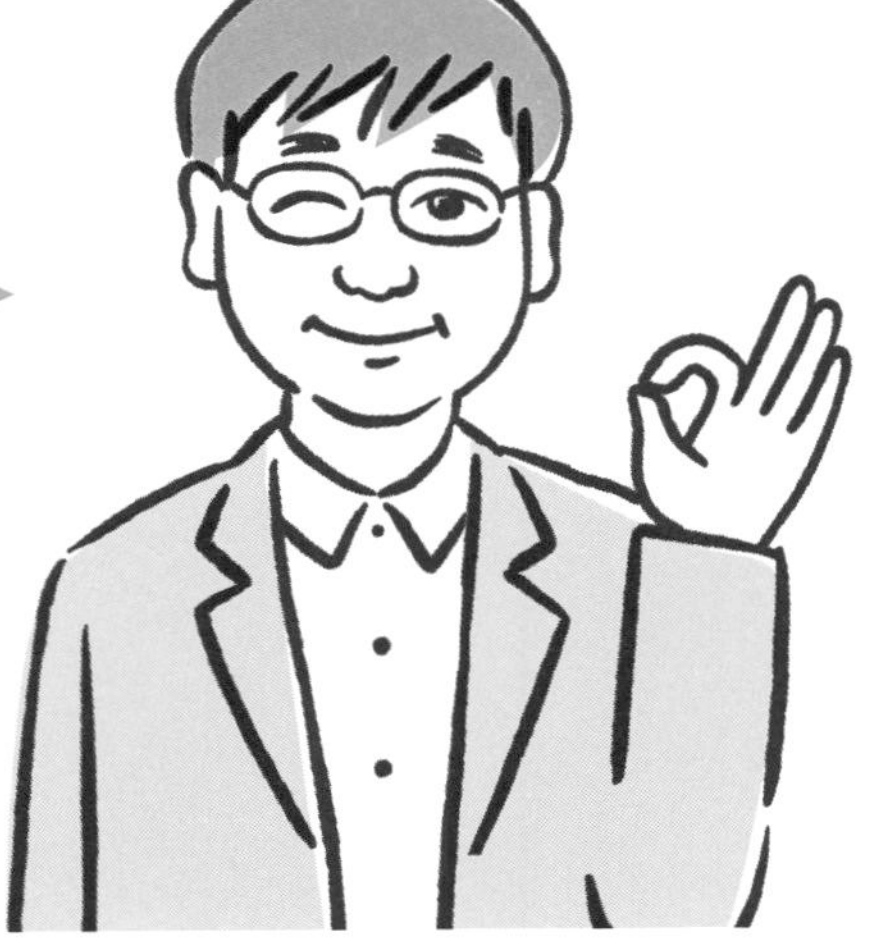

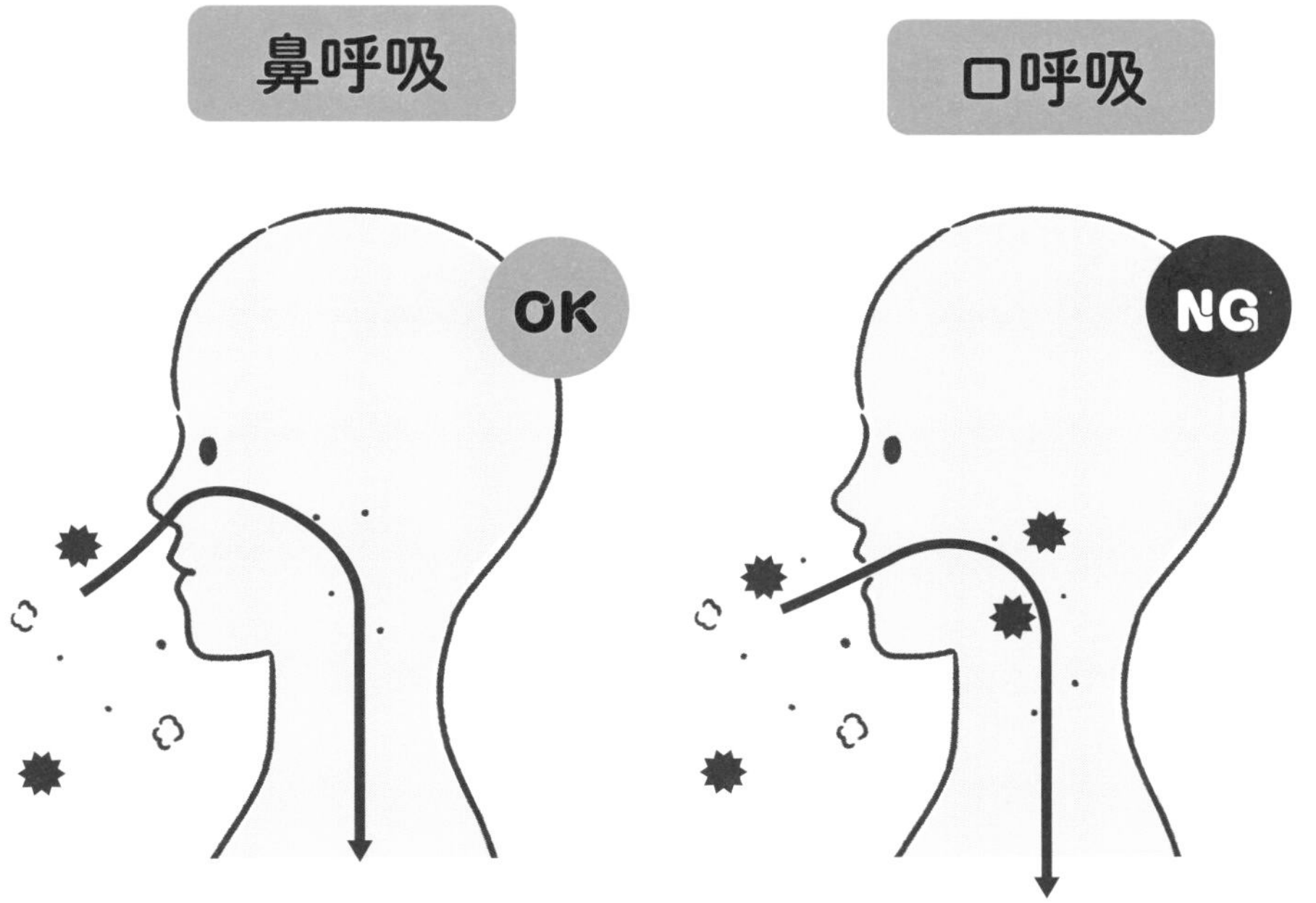

あなたは何呼吸？

まず、普段の呼吸について考えてみましょう。呼吸には「口呼吸」と「鼻呼吸」があります。

「口呼吸」とは、口で息を吸って吐いている状態。呼吸が浅く、すぐ疲れてしまうNGな呼吸です。朝起きた時にのどがカラカラに乾いていたり、寝ているときにいびきをかいている人は口呼吸かもしれません。

「鼻呼吸」は、鼻で吸って吐いている状態。鼻というフィルターを通して呼吸をしているので、大気中の目に見えないゴミやほこり・菌が体に入るのを防ぐことができます。

また、冬の空気が冷たい時期でも、鼻を通った空気は粘膜の毛細血管で温められるそうです。

人間にとって、自然で健康的なのぞましい呼吸です。

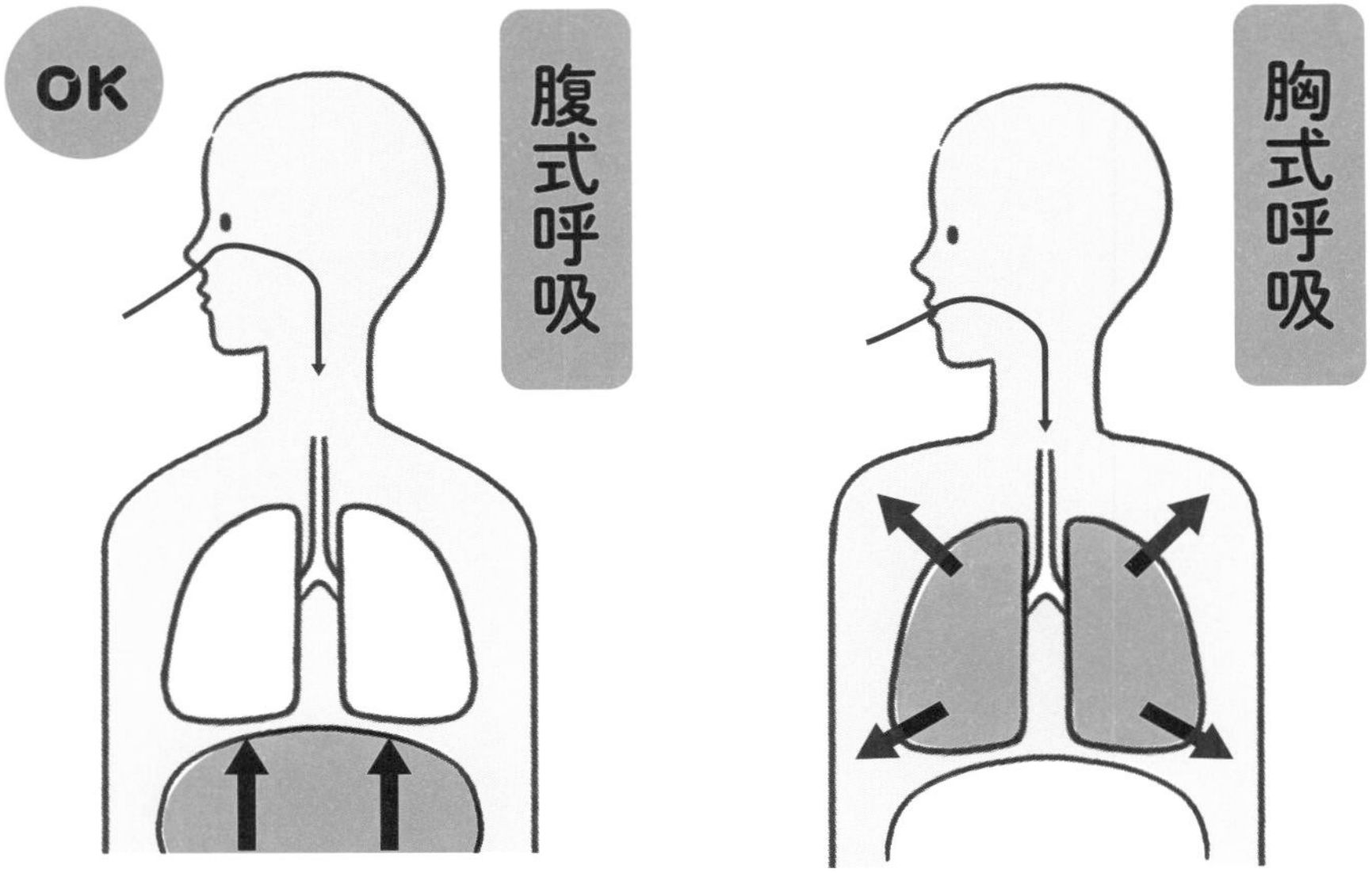

「胸式呼吸」より「腹式呼吸」

鼻呼吸ができている方の多くは、胸をひろげて息を吸っているのではないかと思います。これが「胸式呼吸」です。普段は胸式呼吸でも十分なのですが、この本では腹式呼吸をおすすめしています。

15ページでお伝えした通り、自律神経を整える腹式呼吸には、不調をやわらげる効果があります。

疲れにくい呼吸法なので、腹式呼吸を身につけると、長い時間でも声を出し続けることができるようになります。そして、これがマスクをつけていても「通る」声をつくるひけつでもあります。

通る声、とは、大きく怒鳴るような声ではありません。のどに負担をかけず、明るい声のまま、遠くまで届くものです。

腹式呼吸をやってみよう！

「呼吸」の「呼」という漢字は、「吐く」という意味です。この字が先にきていることからもわかるように、「吐く」が一番のポイントです。

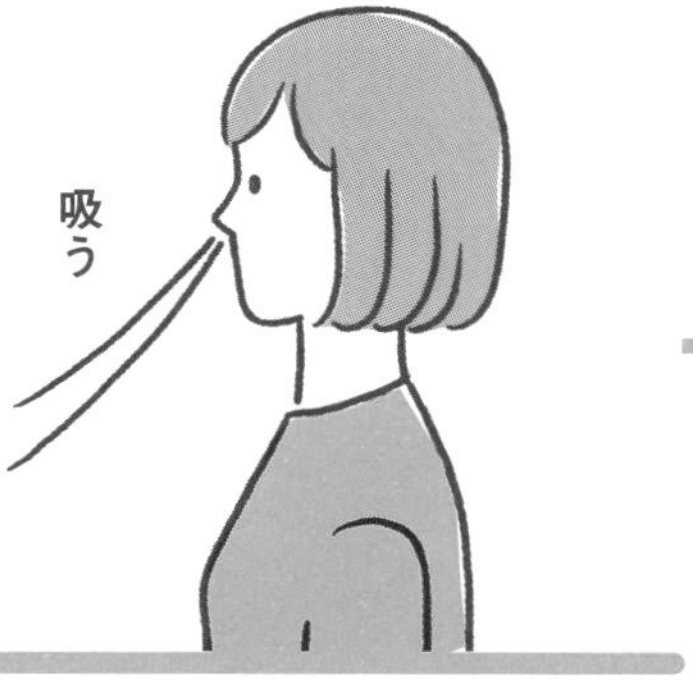

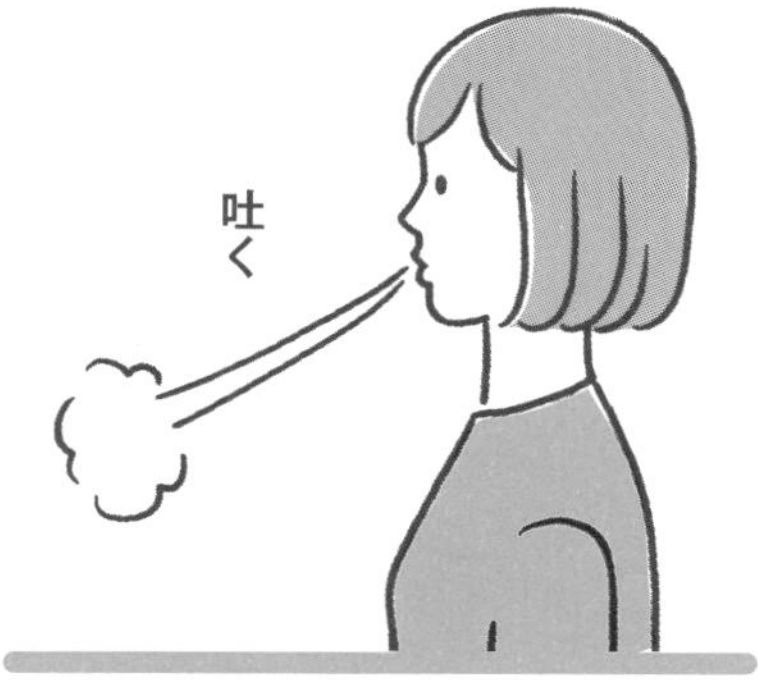

1 鼻から息を吸います

2 口からゆっくり吐きます

3 次は3秒吸って、6秒吐きます

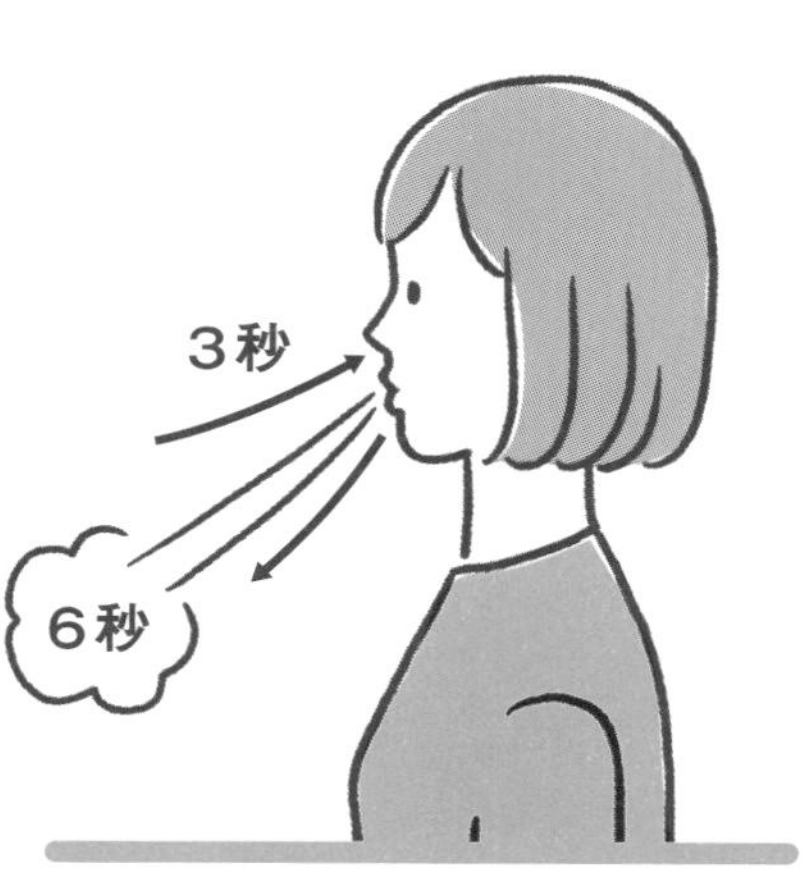

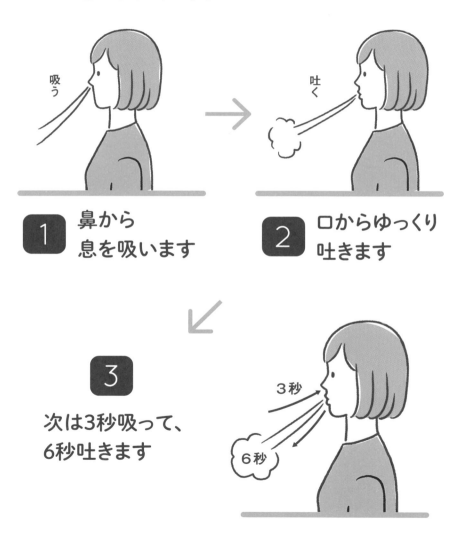

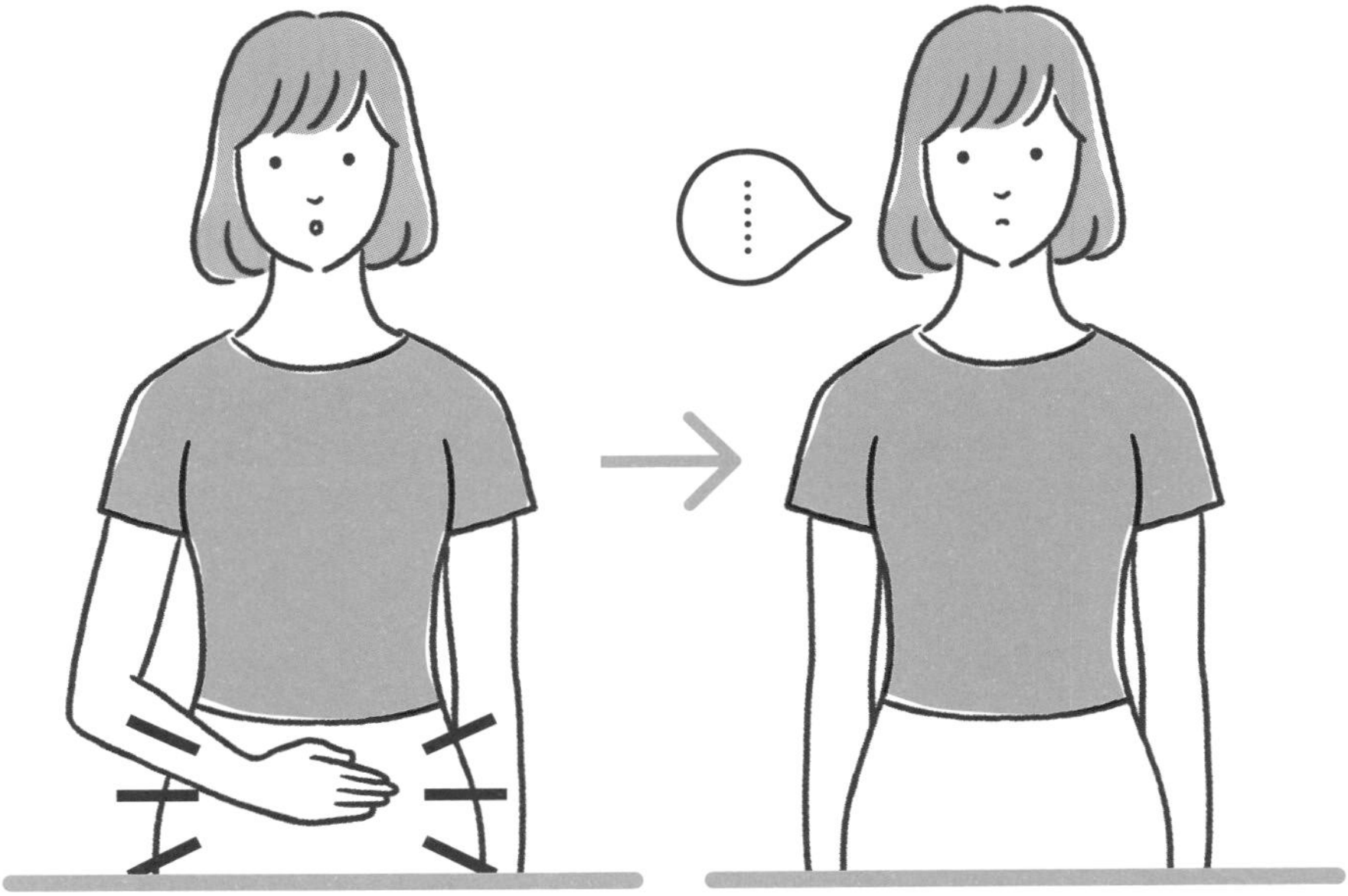

4

おへその下に手をあてて、お腹が膨らむのを感じましょう

5

吸う→吐くの切り替えで、ちょっとだけ息を止めてみましょう

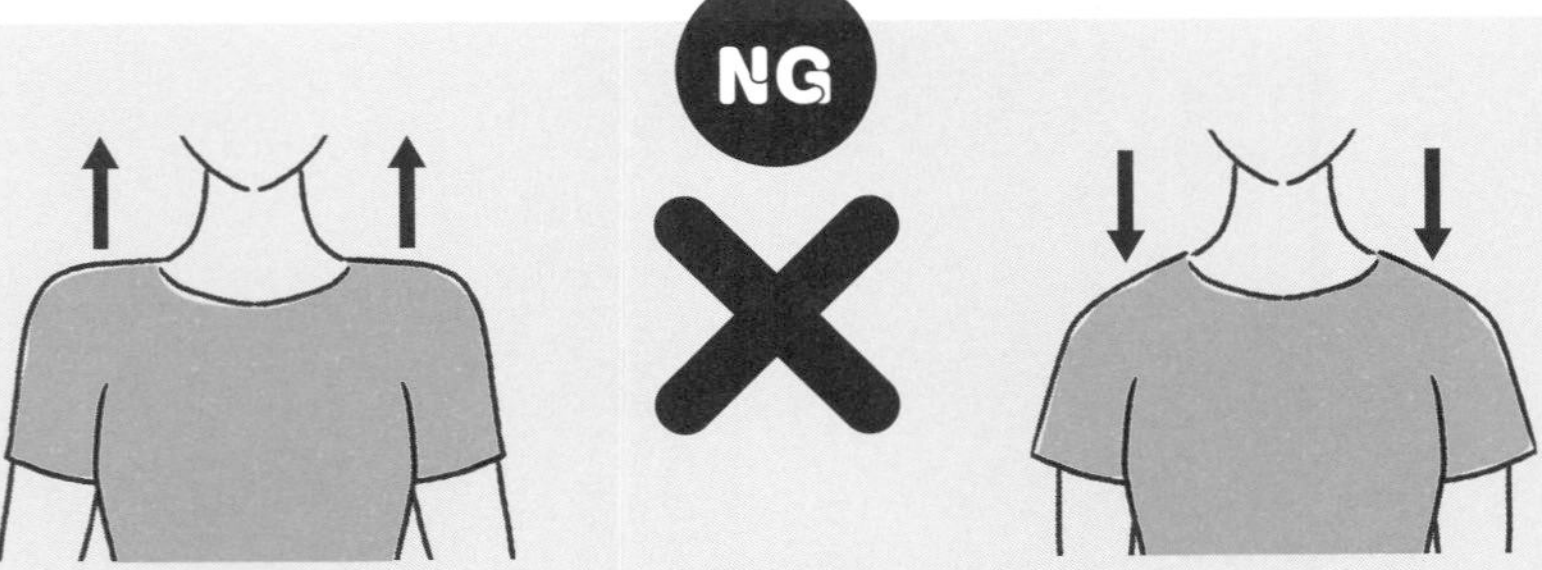

肩を上下に動かさないようにしましょう

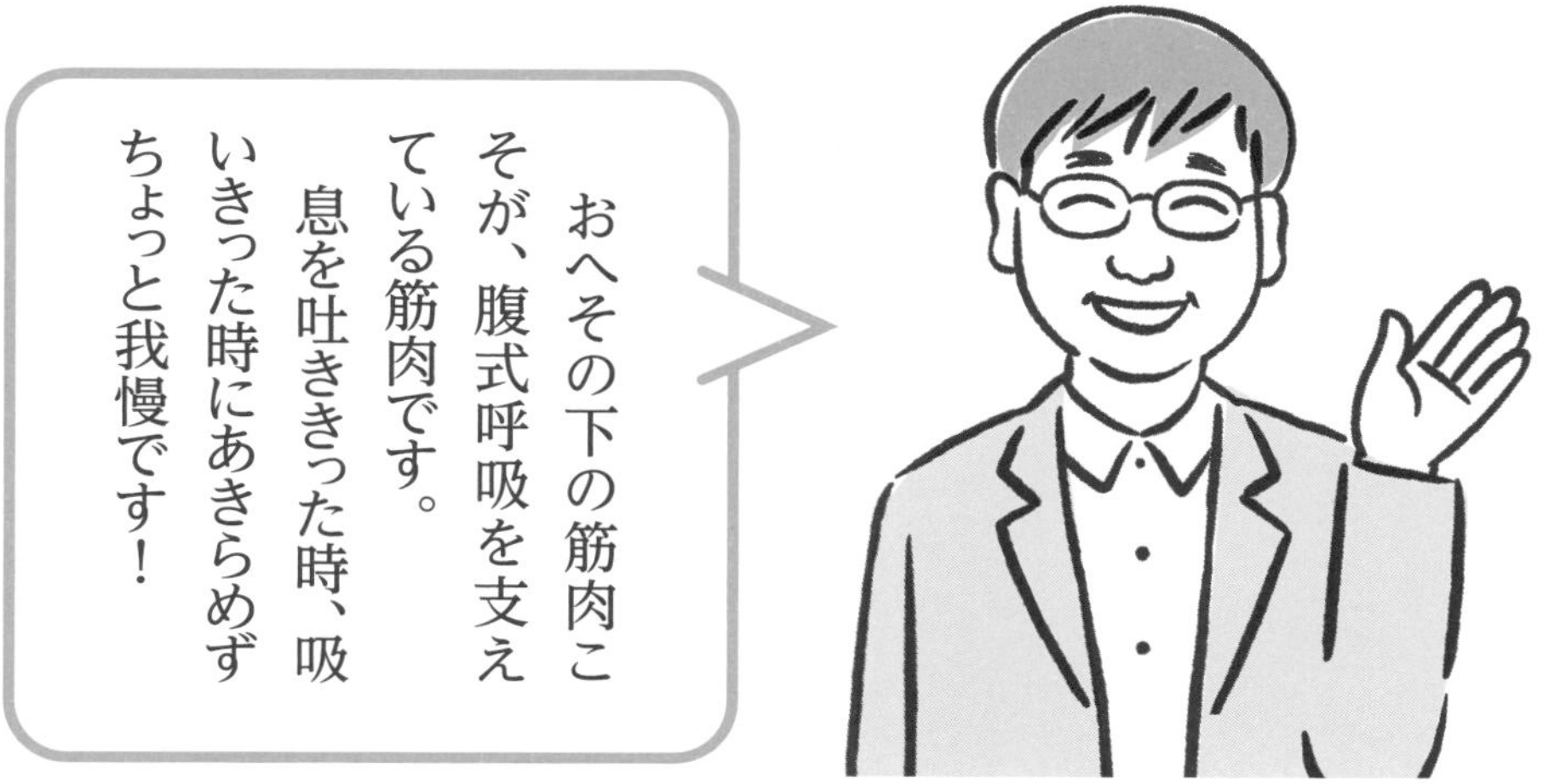
おへその下の筋肉こそが、腹式呼吸を支えている筋肉です。
息を吐ききった時、吸いきった時にあきらめずちょっと我慢です！

アドバイス

実は、寝ているときは基本的には「腹式呼吸」になっています。試しに、夜寝る前におへその下に手を当ててみてください。おなかが上下に動いてることに気づくかと思います。

まずは、寝転んでおなかの動きを確かめて、感覚を掴んでから、座って同じように再挑戦してみるのもアリです！

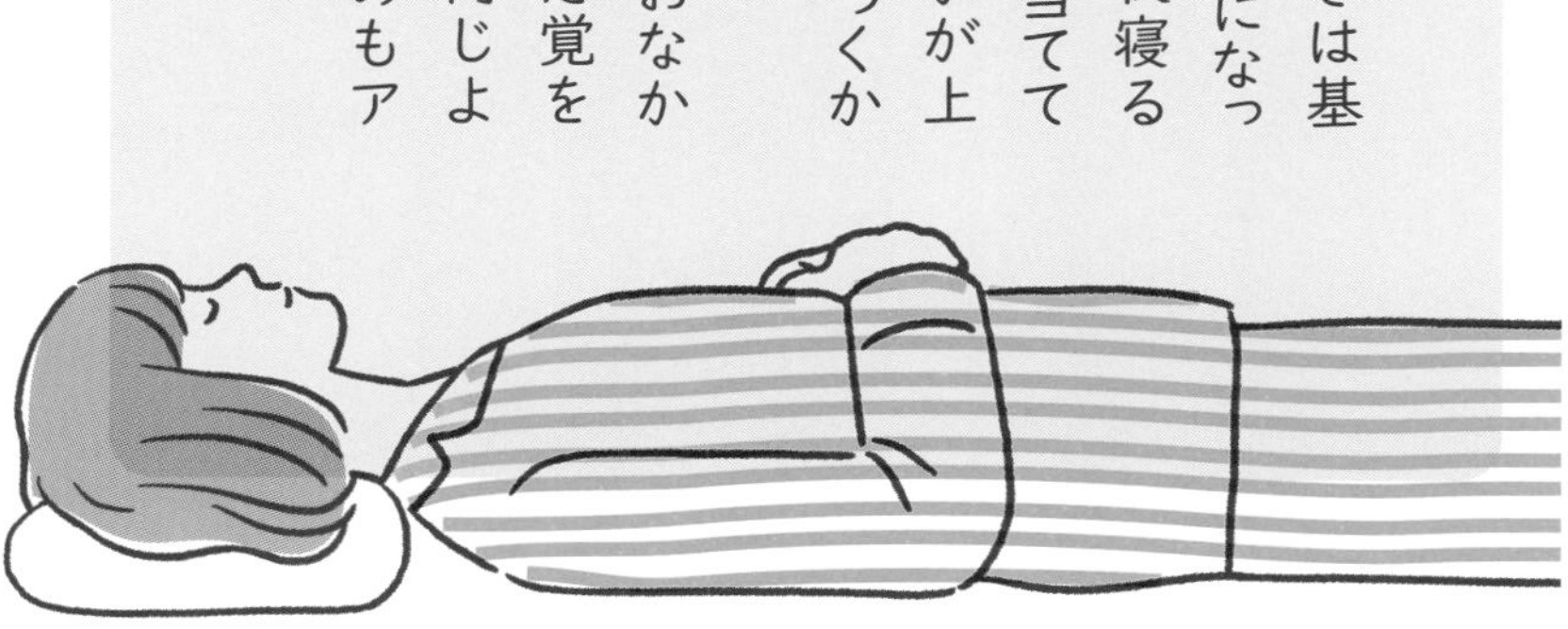

PART 4

CDトラック 5

声を出してみましょう

腹式呼吸になれてきたら、声を出してみましょう！
まずは、基本の「あいうえお」から吐く息にのせて、
声を出します。大きく口をあけることを意識しましょう

たった5つの母音

日本語は50音ありますが、そのすべてに隠れているものがなんだかわかりますか。

そう、「あいうえお」ですね。

ローマ字で書くと「ａｉｕｅｏ」。

母音＋子音で構成されているものは、例えば「かきくけこ　ｋａ ｋｉ ｋｕ ｋｅ ｋｏ」がありますよね。

子音のｋを支えるのは母音のａｉｕｅｏです。ｋだけでは音にすることができないですよね。

ですから、日本語はこの「あいうえお」がすべてを制すると言っても過言ではありません！

「私はさ行が苦手」「ら行が苦手」などという人は多いものですが、だいたいは「あいうえお」ができていません。

ですから、ここでは「あいうえお」に特化した練習をします。

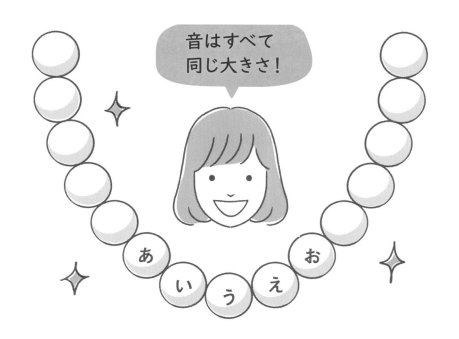

あいうえおを「つぶ」でとらえる

音は、すべておなじ大きさの「つぶ」だと想像してみてください。

真珠のネックレスを想像してみてください。このネックレスの一つひとつの真珠は「あ」「え」などの音です。このネックレスの糸をひきぬくと、等しい大きさのつぶになりますね

早口の人は、このつぶをの大きさを等しい大きさにせず発音したり、つなげて言ってしまっています。残念ながら、これでは相手に伝わりません（例えば「あいうえお」が、「あ〜えお」と流れてしまう）。

このイメージをもって、どの音も同じ大きさで、はっきりと音を出します。

口のかたちをはっきりつくる

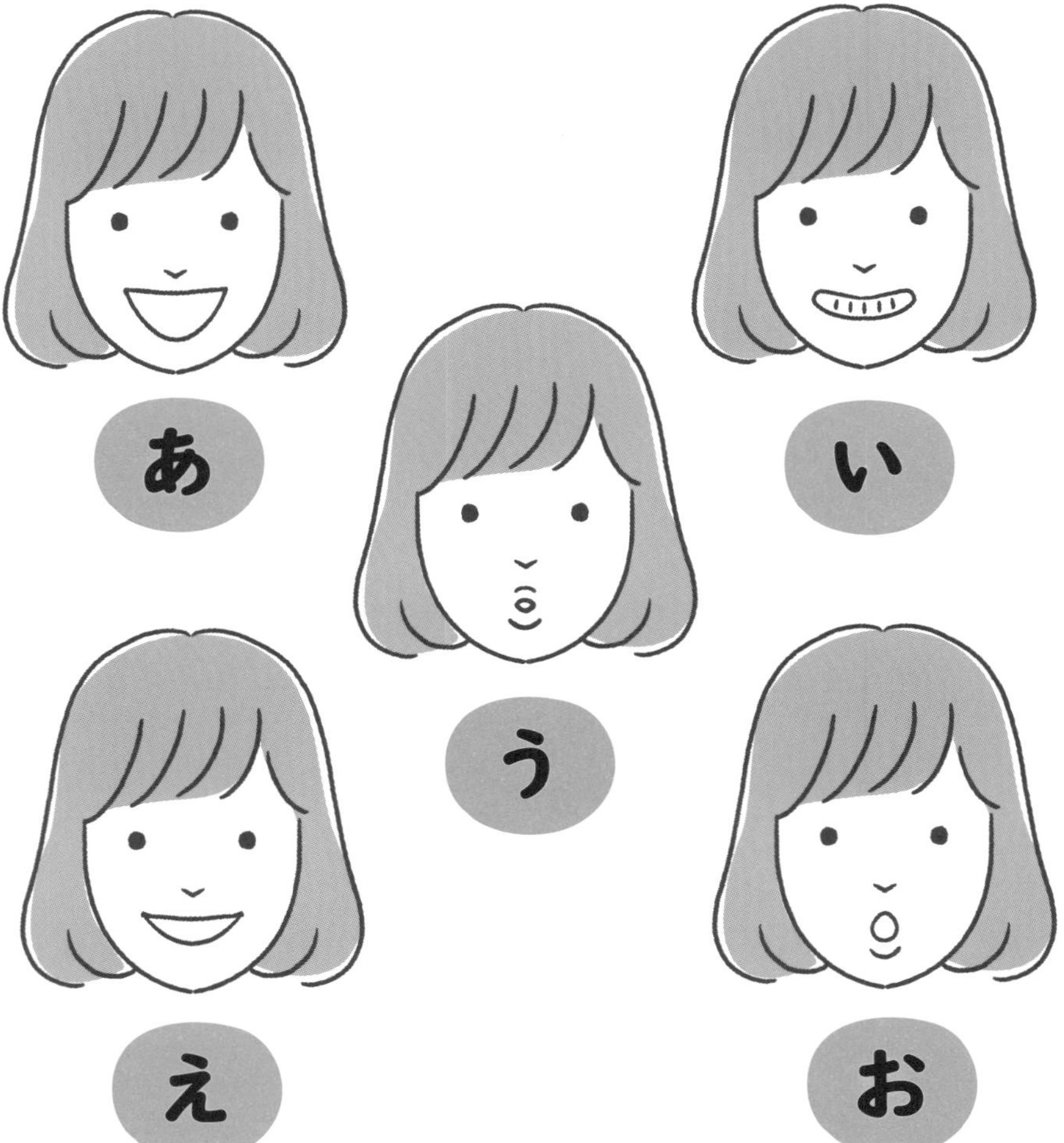

おおげさなくらい、このかたちに口を開きます。
音を正確に出すには、まず形をつくってから、音を出すこと!
さらに、できるだけ大きく口をあけてください。
例えば「あ」は、にぎりこぶしが入るくらいにあけましょう!

長い音を出す

「あいうえお」の短い音は出せましたか？　それでは次は長い音です。

「あ―――」と伸ばしてみましょう。さて、何秒くらい続けられますか？

時計の針を見ながら、まずは15秒をめざしてみましょう。

最終的には、30秒くらいまで伸ばすことができれば上出来ですが、大事なことはあきらめず息を吐きること。ここでも話すための筋肉が鍛えられます。

腹式呼吸ができていなかったら腹式呼吸からやりなおして、音をのせていくと良いでしょう。

呼吸からやりなおしても、3分くらいのトレーニングです。

アドバイス

一息が長くなれば文章を読んだり会話をするのに余裕ができて、相手に気持ちが伝わりやすくなります。

また、少しだけ低めに声を出すようにしてみてください。

電話をするときやあいさつするときなど、人はついつい「よそいきの声」になりがちですが、本来の声より高い音を出しているので疲れてしまいます。低い音が出せれば声に幅が出て「声の表情」が豊かになりますよ。

リラックスしているときの自分本来のトーンで読めるようにしましょう！

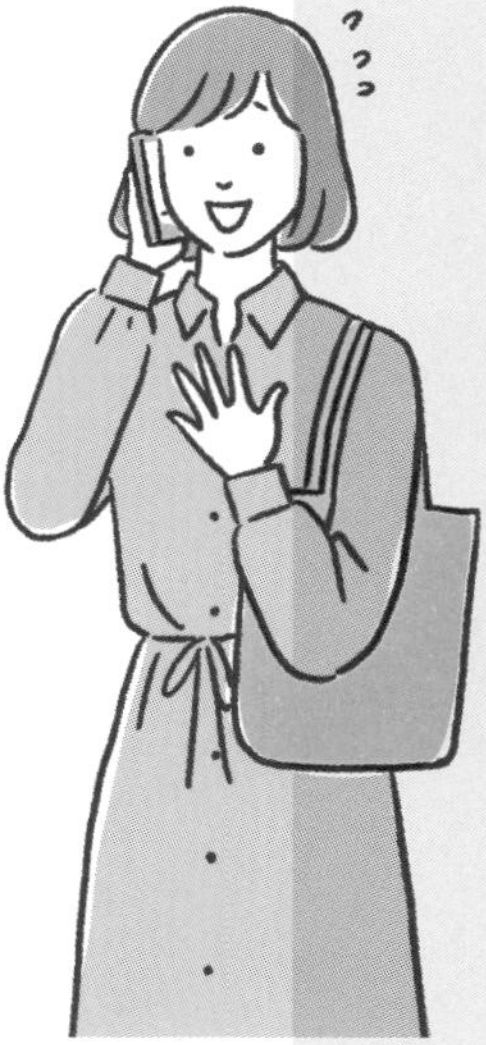

CDトラック 6

PART 5

短い文章を読んでみましょう

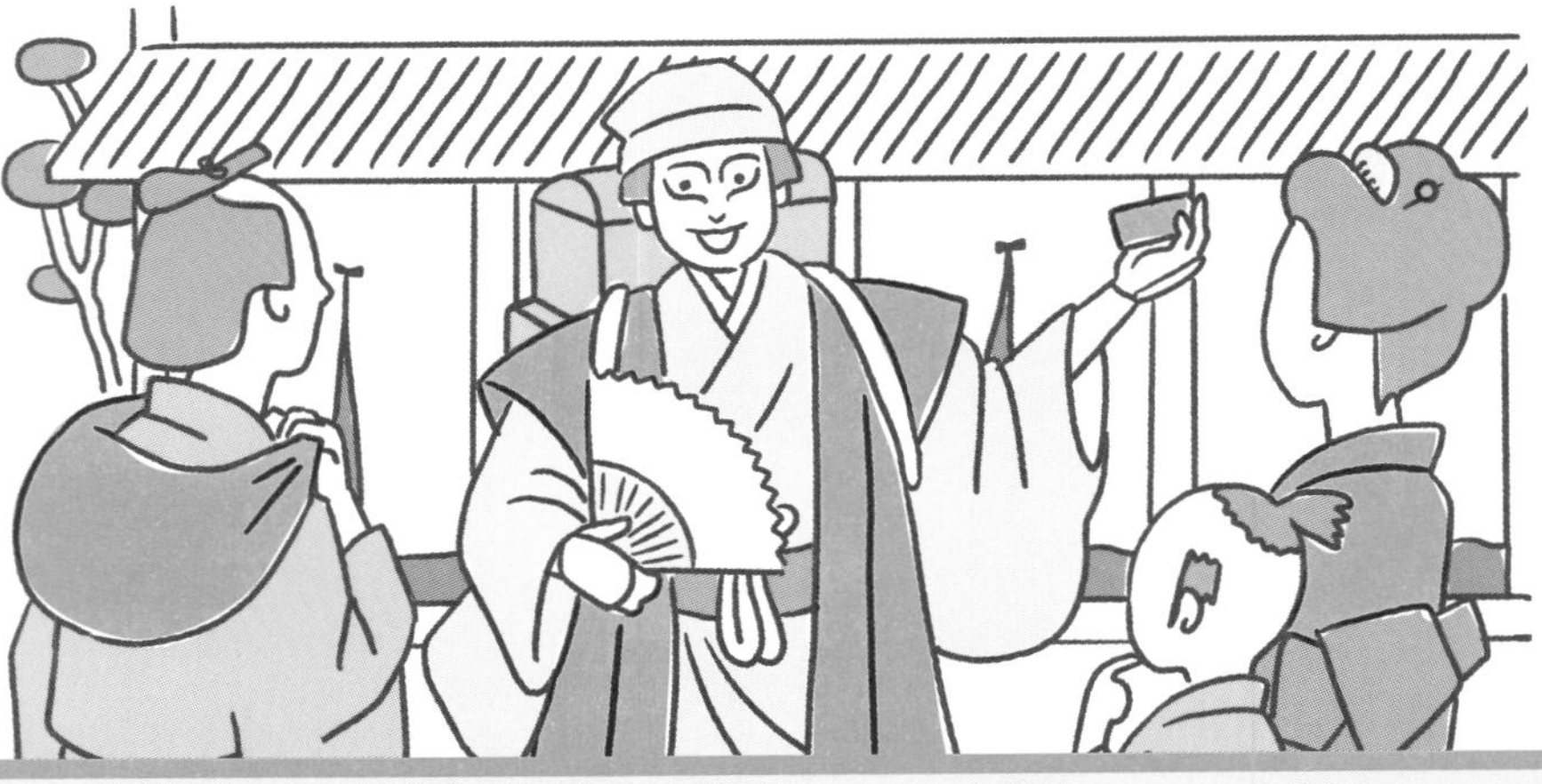

それでは、文章を読んでいきましょう。

みなさんは、「外郎売り《ういろううり》」ってご存知ですか？

歌舞伎の演目の一つで、長いセリフ回しがあります。そのセリフは薬の売り口上なのですが、それを「外郎売り」ともいいます。

アナウンサーや声優など声を仕事にしている人たちは練習として、この文章をよく読みます。滑舌練習のエッセンスが詰まっているからです。

とても長～いセリフなので、一部だけやってみましょう！

時代劇のおさむらいさんのようなしゃべり方で、読んでみると、いきいきとしてくるセリフです。

外郎売り

拙者親方《せっしゃおやかた》と申《もう》すは、お立合《たちあ》いの中《うち》にご存知《ぞんじ》のお方《かた》もござりましょうが、お江戸《えど》を発《た》って二十里上方《にじゅうりかみがた》、相州小《そうしゅうお》田原一色町《だわらいっしきまち》をお過《す》ぎなされて青物町《あおものちょう》を登《のぼ》りへおいでなさるれば、欄干橋《らんかんばし》虎屋藤右衛門《とらやとうえもん》、只今《ただいま》は剃髪致《ていはつい》して円《えん》斎《さい》と名乗《なの》りまする。

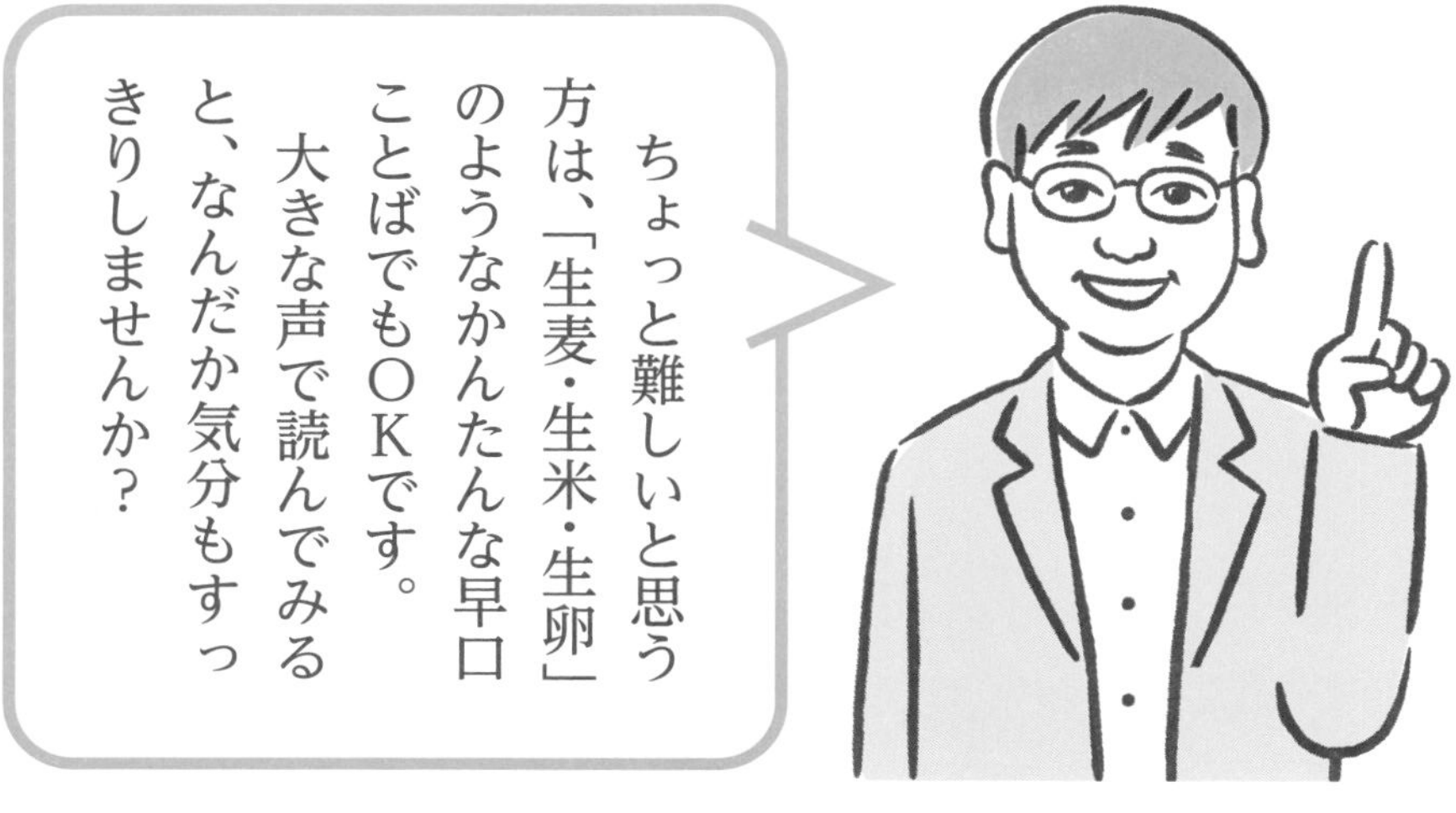
ちょっと難しいと思う方は、「生麦・生米・生卵」のようなかんたんな早口ことばでもOKです。
大きな声で読んでみると、なんだか気分もすっきりしませんか？

CDトラック 7

PART 6

音読をしましょう

それでは、音読をしましょう。

読むものは好きな小説や絵本でもいいのですが、この本では「中日新聞」に掲載されている「くらしの作文」を題材にします。

70年近く続いている人気のコーナーで、作者の会も結成されているくらい、地域に愛されています。

私が音読をはじめて5年以上たちますが、たまの新聞休刊日以外、ほぼ毎日読んできました。

この作文は500字程度ですので、読むのにかかる時間は、だいたい2～3分く

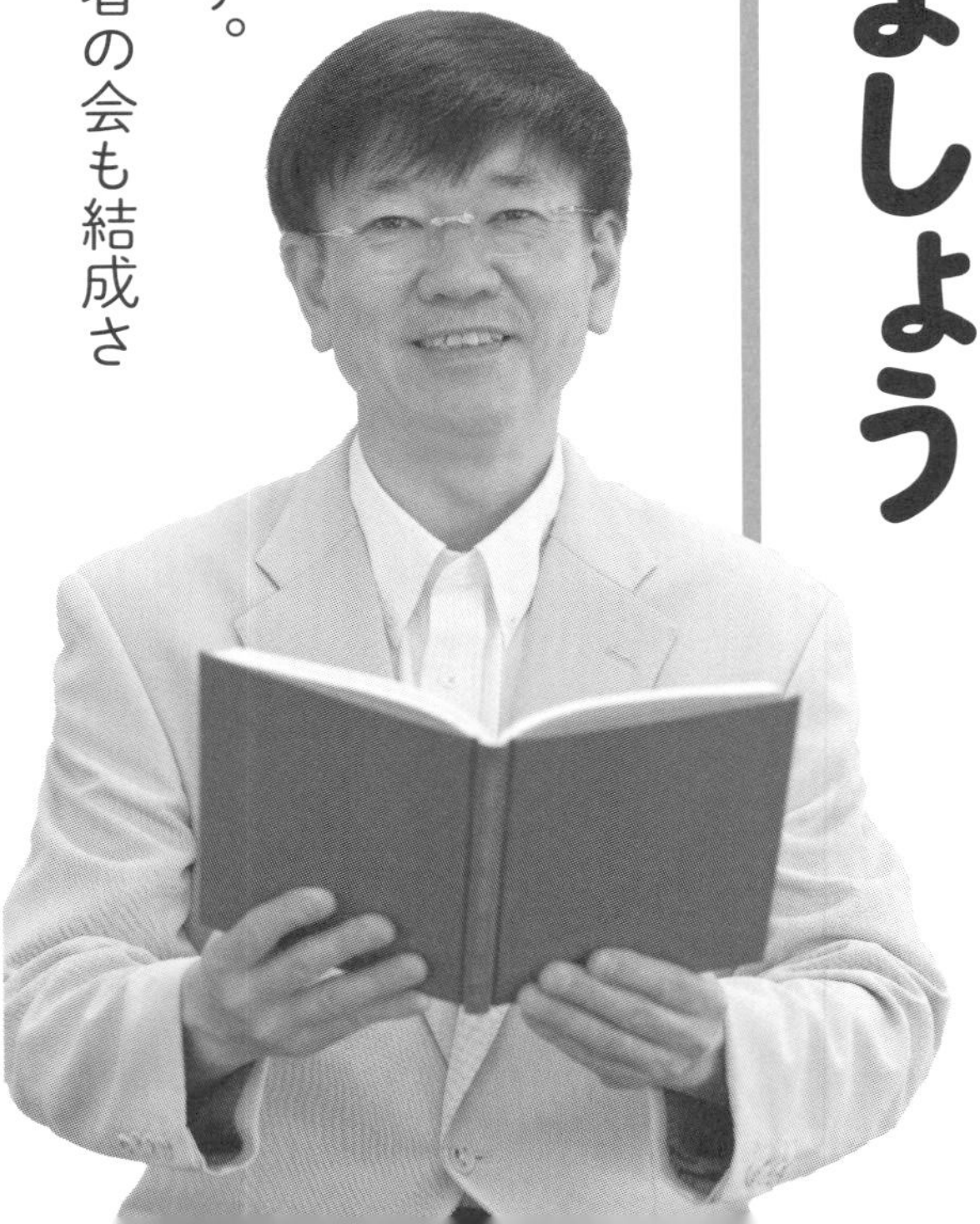

らいでしょうか。

長すぎても大変だし、短すぎても物足りないので、このくらいが毎日続けやすいかと思います。

みなさんの地域の新聞や全国紙にもこのくらいの字数の記事があると思いますので、探してみてください。毎朝違う文章に出会えるという点でも、新聞はとてもいいツールだと思います。

今まで2000作品ほど読んできましたが、どの作品も味わい深く、すばらしい名文ばかりでした。今回はそのなかでも、みんなで読むと楽しいものを選んでみました。

CDには私のお手本がありますが、上手に読もうとしなくて構いません。

「おなかから声を出す」「大きく口をあける」、それだけ守っていれば大丈夫です。

となりに私がいて、一緒に音読をしているようなつもりで、楽しんでやっていきましょう!

01 「仕事の中で」

投稿者
小久保直美《こくぼなおみ》
愛知県蒲郡市
70代

つぼみが膨《ふく》らみ、メーターの上《うえ》のクモの巣《す》が大《おお》きく広《ひろ》がり、台所《だいどころ》の窓《まど》からいいにおいがしてきます。同《おな》じ景色《けしき》なのに、春夏秋冬《しゅんかしゅうとう》いつもどこか変化《へんか》しています。

私《わたし》の仕事《しごと》はガスメーター検針《けんしん》と集金《しゅうきん》。一《いっ》カ月《げつ》に一度《いちど》、電動《でんどう》アシスト自転車《じてんしゃ》で町中《まちじゅう》を走《はし》っています。

メーターの目盛《めも》りから気《き》をもみ、出《で》てきた元気《げんき》な姿《すがた》にほっとします。草《くさ》むらのドブにはまり骨折《こっせつ》したり、犬《いぬ》にかみつかれたり、ハチの巣《す》にビクビクしたりと嫌《いや》なことも多《おお》いけど、楽《たの》しく仕事《しごと》ができるのは「一日中《いちにちじゅう》ひとりぼっちだよ。誰《だれ》とも話《はな》してないんだよ」と待《ま》っていてくれる人《ひと》がいるからです。

高齢化社会《こうれいかしゃかい》の中《なか》で、一人暮《ひとりぐ》らしの人《ひと》が増《ふ》えています。コロナ禍《か》で外出《がいしゅつ》を控《ひか》え、会話《かいわ》することも少《すく》なくなり、心《こころ》も沈《しず》みがちです。家族《かぞく》のある人《ひと》、いない人《ひと》では思《おも》うことも違《ちが》うでしょうが、人恋《ひとこい》しく、ひと声《こえ》を待《ま》っている人《ひと》がいます。

こんな毎日《まいにち》だからこそ、声《こえ》をかけ合《あ》って、親交《しんこう》を深《ふか》め、ふれあって、支《ささ》え合《あ》い、絆《きずな》をつくり、笑顔《えがお》で生活《せいかつ》していくことが一番大切《いちばんたいせつ》なことではないかなと思《おも》います。

「笑《わら》う門《かど》には福来《ふくきた》る」と言《い》います。みんなの笑顔《えがお》でコロナ退治《たいじ》をして乗《の》り越《こ》えたいですね。仕事《しごと》の中《なか》で、人《ひと》と接《せっ》して教《おし》えられました。

声を出すときののどは開放状態でリラックス。「あくびをした時」ののどの形が基本です。

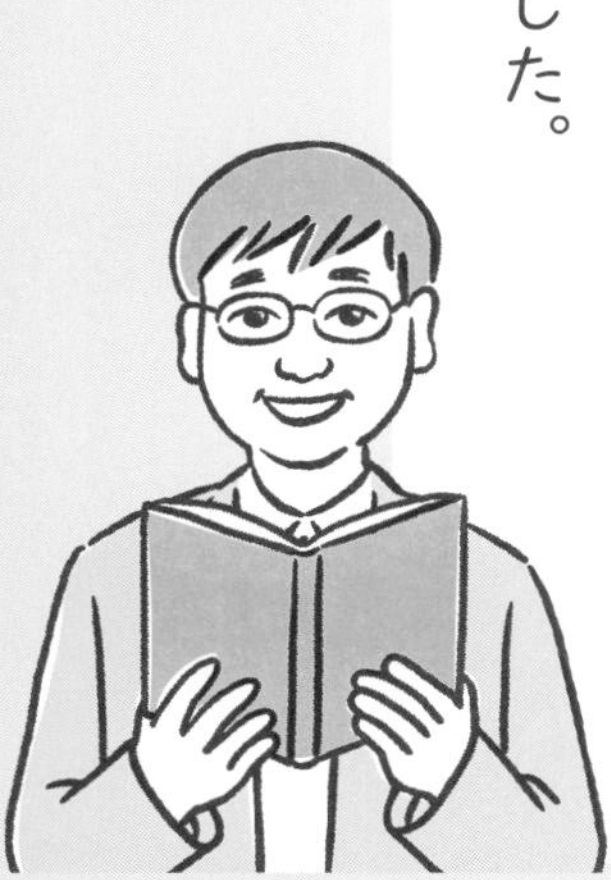

CDトラック 9

02

「たん生日」

投稿者
久田蕗奈《ひさだるな》
愛知県清須市
10代 小学生

「あの日《ひ》は雪《ゆき》がたくさん降《ふ》ってね…」。この時期《じき》になると、いつも母《はは》が話《はな》し出《だ》す。「私のお母《かあ》さんと、そのおばあちゃんも同《おな》じたん生日《じょうび》なの。だから、絶対《ぜったい》その日《ひ》に生《う》まれると思《おも》っていた」とおばあちゃんが続《つづ》けて言《い》う。

その日《ひ》、父《ちち》はてつ夜《や》で母《はは》に付《つ》きそい、午後《ごご》には知多《ちた》のおじいちゃん、おばあちゃんが、なれない雪《ゆき》の中《なか》を車《くるま》で会《あ》いに来《き》てくれたそうだ。

私は四世代同居《よんせだいどうきょ》の大家族《だいかぞく》の中《なか》で育《そだ》った。年中《ねんちゅう》の時《とき》、弟《おとうと》が生《う》まれ、お姉《ねえ》さんになった。ひいおじいちゃんと同《おな》じひつじ年《どし》で同《おな》じたん生月《じょうづき》の弟《おとうと》を「生《う》まれかわりだ」と言《い》って、ひいおばあちゃんはとても喜《よろこ》んでいた。小学二年生《しょうがくにねんせい》の時《とき》、そのひいおばあちゃんが亡《な》くなる半月前《はんつきまえ》に妹《いもうと》が生《う》まれ、三人《さんにん》きょうだいになった。

「生《う》まれかわり」を考《かんが》えたことはないが、私《わたし》のたん生日《じょうび》をふくめて、命《いのち》は昔《むかし》から今《いま》につながっているのだと、運命《うんめい》を感《かん》じる。

そして今《いま》、私《わたし》はすてきな先生《せんせい》や友達《ともだち》に出会《であ》い、三世代《さんせだい》の大家族《だいかぞく》に囲《かこ》まれ、楽《たの》しく過《す》ごしている。

十年前《じゅうねんまえ》のその日《ひ》は、大雪《おおゆき》だった。雪《ゆき》の中《なか》から芽《め》を出《だ》す蕗《ふき》のとう。春《はる》を伝《つた》えるその植物《しょくぶつ》が、私《わたし》の名前《なまえ》の由来《ゆらい》だ。二月十四日《にがつじゅうよっか》はバレンタインデー。十回目《じゅっかいめ》のたん生日《じょうび》は、どんな天気《てんき》かな。


くらしの作文の作者のなかでは、ダントツに若い小学生。世代を超えて命のつながりを感じながら、温かい気持ちを込めて読んでください。

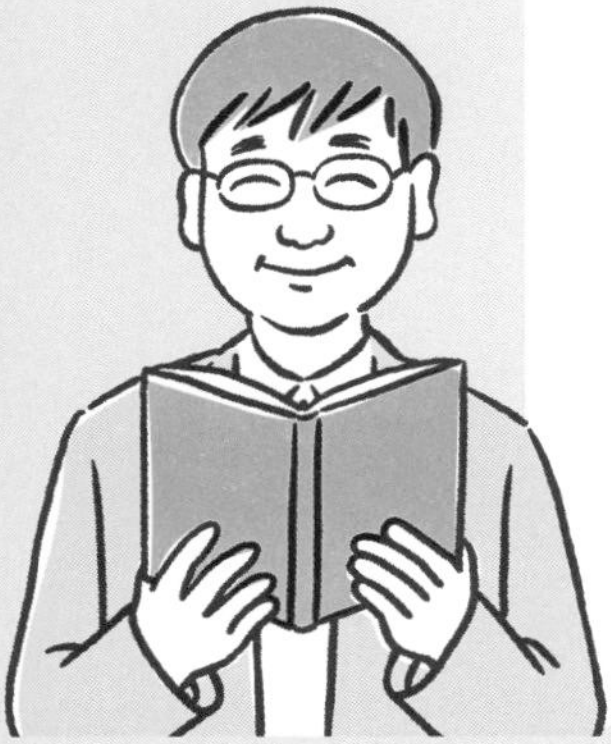

03

「この木なんの木?」

投稿者
加藤紀子《かとうのりこ》
愛知県江南市
70代

「この木《き》なんの木《き》 気《き》になる木《き》」と歌《うた》にあるように、私《わたし》にとっても気《き》になる木《き》があります。散歩《さんぽ》コースになっている公園《こうえん》の高台《たかだい》に、すくっと立《た》って、夏《なつ》には木陰《こかげ》が心地《ここち》よい大《おお》きな木《き》のことです。

なぜか、こんなに存在感《そんざいかん》のある木《き》なのに、名札《なふだ》が付《つ》けられていません。市《し》役所《やくしょ》に問《と》い合《あ》わせても分《わ》からず、自分《じぶん》なりに調《しら》べてみようと思《おも》い立《た》ちました。

とはいえ落葉樹《らくようじゅ》なので、冬《ふゆ》は裸木《らぼく》です。褐色《かっしょく》になっている落《お》ち葉《ば》くらいしか、手掛《てが》かりはありませんが、以前購入《いぜんこうにゅう》した「紅葉《こうよう》と落《お》ち葉《ば》」の大人《おとな》の絵本《えほん》を思《おも》い出《だ》し、早速《さっそく》ページをめくってみました。

それらしい木《き》がありました。葉脈《ようみゃく》の特徴《とくちょう》と、鋸歯《きょし》があるのは上半分《うえはんぶん》だけという解説《かいせつ》から、私《わたし》は「エノキ」ではと判断《はんだん》しました。
秋《あき》になると赤茶色《あかちゃいろ》の実《み》がなるとあるので、来秋《らいしゅう》には判明《はんめい》することでしょう。
この実《み》は、熟《じゅく》すと干《ほ》し柿《かき》のようにねっとり甘《あま》く、鳥《とり》が食《た》べて種《たね》を運《はこ》ぶとありました。

今回《こんかい》、一枚《いちまい》の落《お》ち葉《ば》から調《しら》べ始《はじ》め、木《こ》の葉《は》にも形《かたち》、葉脈《ようみゃく》、鋸歯《きょし》のあるなしなど、いろいろ違《ちが》いのあることを知《し》り、自然《しぜん》の美《うつく》しさ、不思議《ふしぎ》さをあらためて感《かん》じました。

これからも身近《みぢか》な植物《しょくぶつ》、樹木《じゅもく》などに目《め》を向《む》け、楽《たの》しい時間《じかん》を過《す》ごしたいですね。

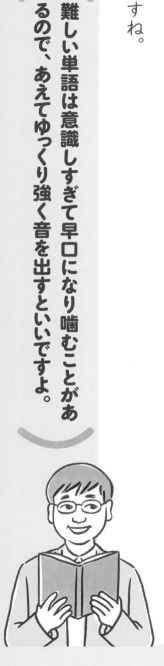

難しい単語は意識しすぎて早口になり噛むことがあるので、あえてゆっくり強く音を出すといいですよ。

04

「春を告げる鳥」

投稿者
関西多久美《かんさいたくみ》
岐阜県高山市
70代

わが家《や》の二階《にかい》からシャックリのような音《おと》が聞《き》こえてくる。鳩時計《はとどけい》が時《とき》を告《つ》げる音《おと》だ。知《し》り合《あ》いの大工《だいく》さんから頂《いただ》いた品《しな》で、そのお宅《たく》の外壁《がいへき》に長年《ながねん》掛《か》けてあった。時計《とけい》は止《と》まっていたので、動《うご》くようにしたいと思《おも》った。

年《とし》の瀬《せ》の三十日《さんじゅうにち》、まず外側《そとがわ》の汚《よご》れを丁寧《ていねい》に落《お》とした。裏蓋《うらぶた》を外《はず》してみると、単一《たんいち》の乾電池《かんでんち》で動《うご》く仕組《しく》みになっていた。残《のこ》されていた乾電池《かんでんち》が腐食《ふしょく》していて電池《でんち》ボックスの底《そこ》にくっついてしまっていた。

慎重《しんちょう》に電池《でんち》を外《はず》した。銅線《どうせん》でスプリング状《じょう》の物《もの》を作《つく》り、電極《でんきょく》のマイナス面《めん》に当《あ》てて新品《しんぴん》の乾電池《かんでんち》をはめ込《こ》んだ。その途端《とたん》、心臓《しんぞう》の鼓動《こどう》のようにコトコトと音《おと》がして針《はり》がわずかに動《うご》いた。

同時《どうじ》にヒュッというかすかな音《おと》がした。鞴《ふいご》とおぼしき装置《そうち》から発《はっ》せられた音《おと》だった。鞴《ふいご》の陰《かげ》には、三《さん》センチほどの白《しろ》い小鳥《ことり》の姿《すがた》が見《み》え隠《かく》れしていた。時計《とけい》を壁《かべ》に掛《か》けると突然《とつぜん》、文字盤《もじばん》の小《ちい》さな窓《まど》が開《あ》いて小鳥《ことり》が飛《と》び出《だ》し、ヒクッと鳴《な》いた。奇跡《きせき》が起《お》きたと思《おも》った。

小鳥《ことり》は正確《せいかく》に時《とき》を告《つ》げることができない。そんなことは何《なん》の問題《もんだい》でもない。調子外《ちょうしはず》れの声《こえ》が響《ひび》くたびに、私《わたし》と娘《むすめ》が顔《かお》を見合《みあ》わせて「フフフ」と笑《わら》う。春《はる》を告《つ》げる鳥《とり》が季節《きせつ》に先駆《さきが》けて、わが家《や》に一足早《ひとあしはや》く舞《ま》い降《お》りてくれたようで、とても幸福《こうふく》な気分《きぶん》になるのだ。

コトコト、ヒュッ、フフフなどの音は、さらっと読んでも、うんとセリフっぽく読んでもいいですよ！

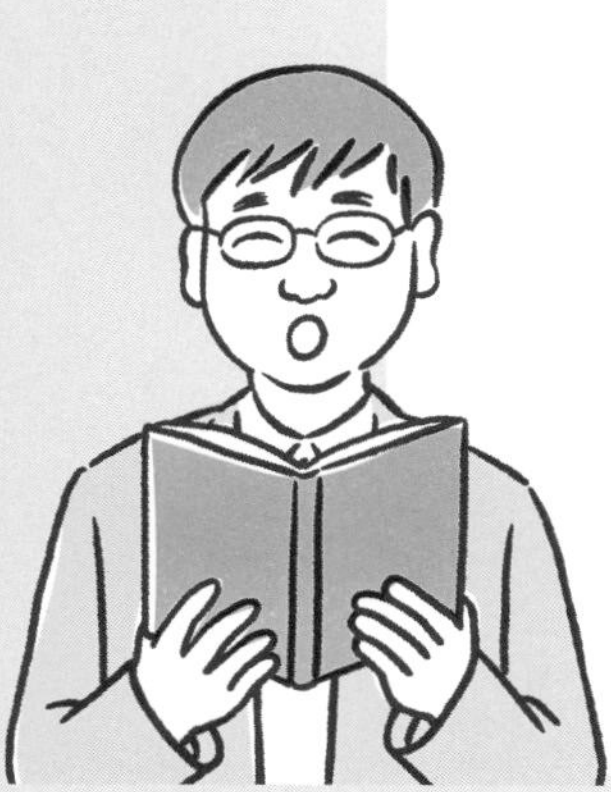

作者のみなさんが、作文にまつわる思い出の写真を送ってきてくれました！

01「仕事の中で」

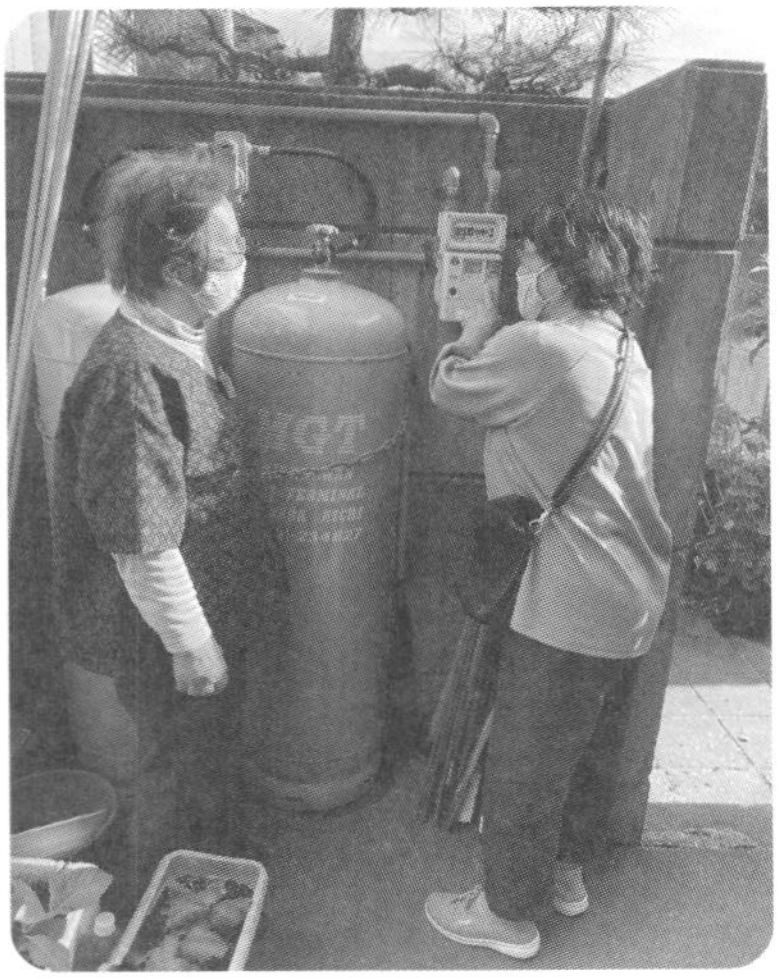

習字教室の先生のお宅へ
ガス検針に来ました！

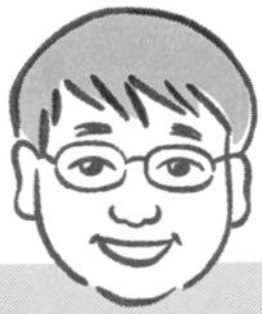

検針の作業員さんがこんなにあたたかく地域をみまもっていたら、どんなに心強いでしょうか。

今の時代を感じつつ、とても素敵な光景ですね！

02「たん生日」

蕗奈さんは弟と妹がいる3人きょうだいで、8人家族なんですって！

いいなぁ、きっと賑やかで楽しいでしょうね！

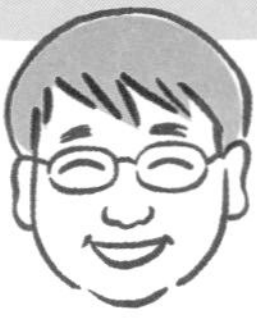

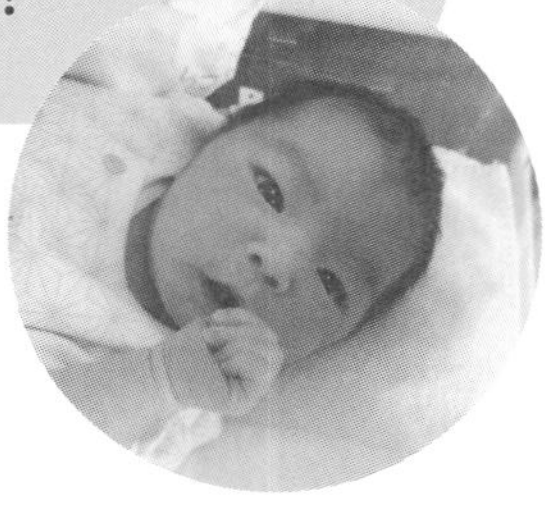

生まれた日の産院で

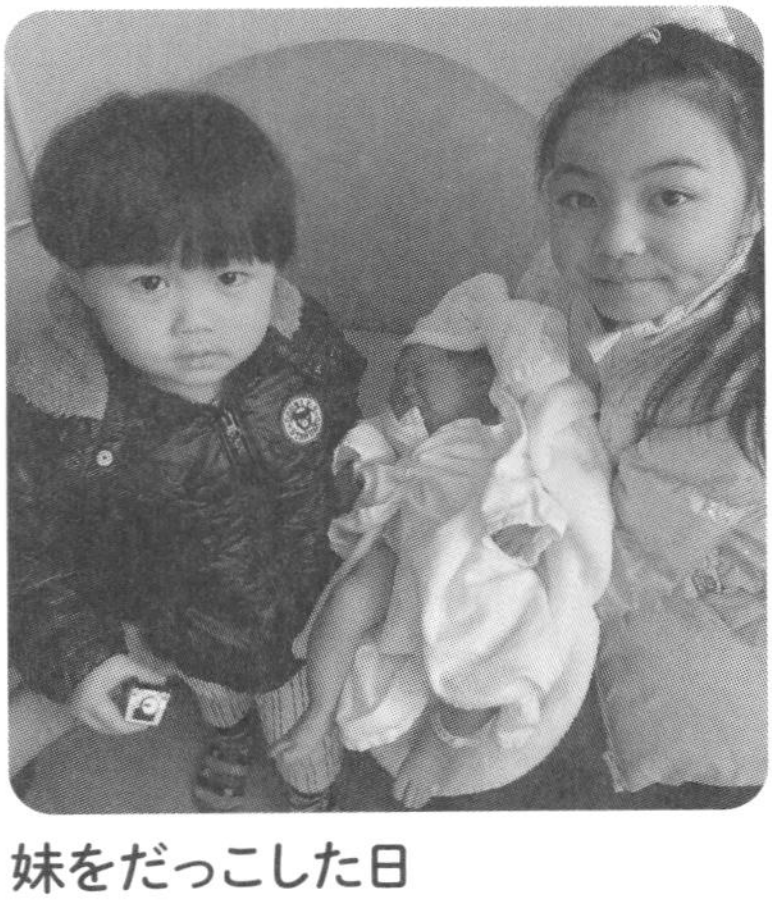

妹をだっこした日

「くらしの作文」アルバム❶

03「この木なんの木？」

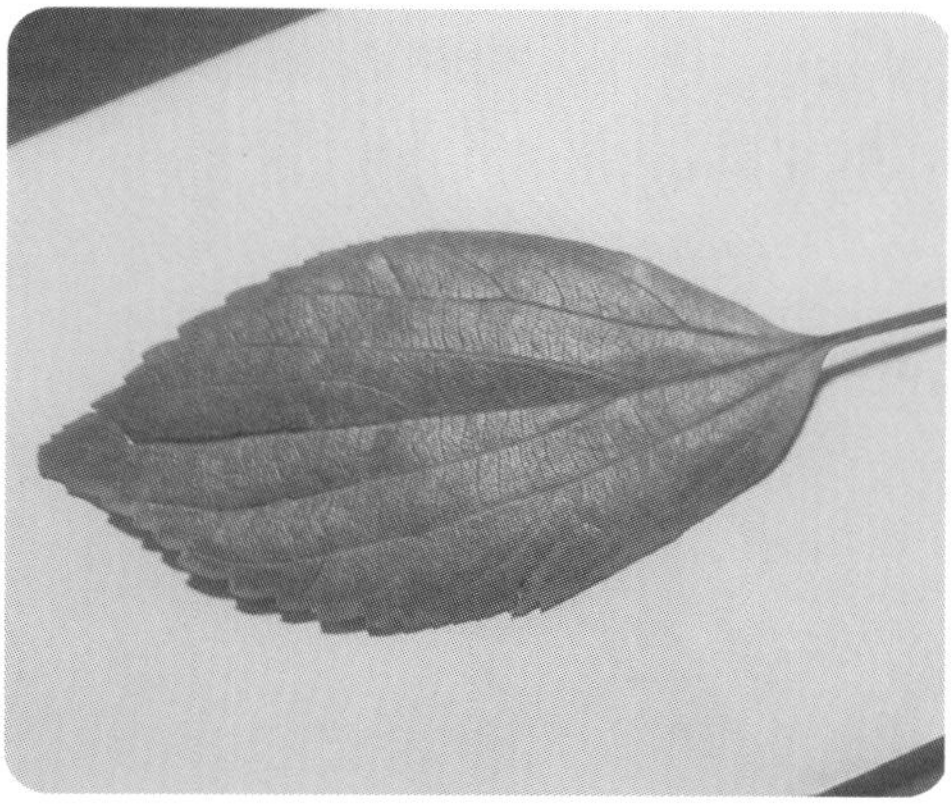

枯れてもきれいな葉っぱ

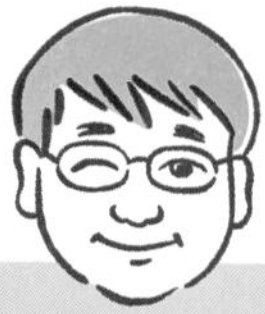

夏には木陰が気持ちいい、とてもいい場所なんでしょうね。
今年の秋に答え合わせするのが楽しみですね！

04「春を告げる鳥」

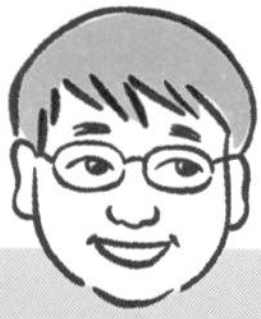

今の若い人は「鞴《ふいご》」を知らないかもしれませんね。
空気をおくる仕組みのことですが、これが鳩時計が鳴るときの動力となっているようです。

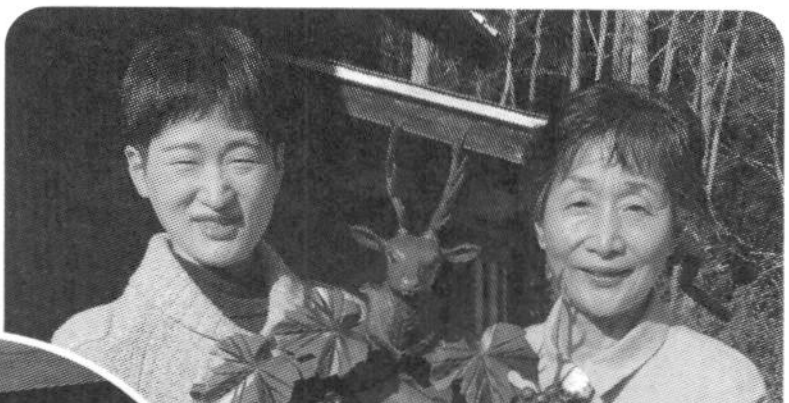

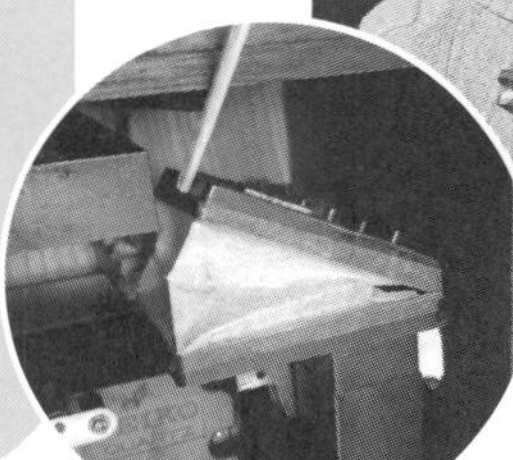

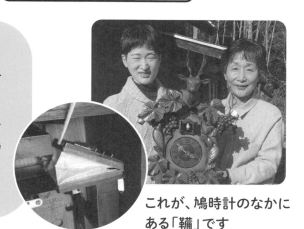

これが、鳩時計のなかにある「鞴」です

05

「衣替え」

投稿者
福岡民子《ふくおかたみこ》
愛知県豊田市
70歳

衣替《ころもが》えの時期《じき》が来《き》た。「ハワイの人《ひと》は衣替《ころもが》えしなくていいから、うらやましいなあ」と思《おも》いながら作業《さぎょう》を進《すす》めていると、衣装《いしょう》ケースの底《そこ》のジーパンが目《め》に留《と》まった。

五年《ごねん》ほど前《まえ》、バーゲンで買《か》ったジーパンだ。一目《ひとめ》で気《き》に入《い》って試着《しちゃく》すると、ファスナーが半分上《はんぶんあ》げた所《ところ》で止《と》まってしまい、ボタンをはめられない。ワンサイズ上《うえ》のを探《さが》しても、ない。店員《てんいん》さんに尋《たず》ねると「そこにあるだけです」と素《そ》っ気《け》ない。だけど裾《すそ》の具合《ぐあい》もポケットもいい感《かん》じだ。「よし、ダイエットして来年《らいねん》はこう」と決心《けっしん》して買《か》った。

ところが、衣替《ころもが》えするたびに「あらいやだ、残念《ざんねん》」と元《もと》に戻《もど》す。そして今日《きょう》。はいてみると、何《なん》と半分《はんぶん》は閉《し》められたファスナーが、一ミリも上《あ》がらない。

「えっ、何《なに》、このジーパン縮《ちぢ》んだ？　そんな訳《わけ》ないよなあ」と、もう一度《いちど》おなかを引《ひ》っ込《こ》めて挑戦《ちょうせん》したが、結果《けっか》は言《い》わずもがなだ。

確《たし》かに、世《よ》に言《い》うコロナ太《ぶと》りっていうやつで、自覚症状《じかくしょうじょう》はあるにはあったが、まさかここまでとは…。体操教室《たいそうきょうしつ》も閉鎖《へいさ》、長雨《ながあめ》と猛暑《もうしょ》でウォーキングも中止《ちゅうし》。三食《さんしょく》おやつ付《つ》きの生活《せいかつ》だもの。

ああ、新型《しんがた》コロナウイルスのバカ！　早《はや》くこの世《よ》の中《なか》から消《き》えてくだされ。

情景を思い浮かべながら、楽しく読んでください。実感を込めて読んでもおもしろいかもしれません

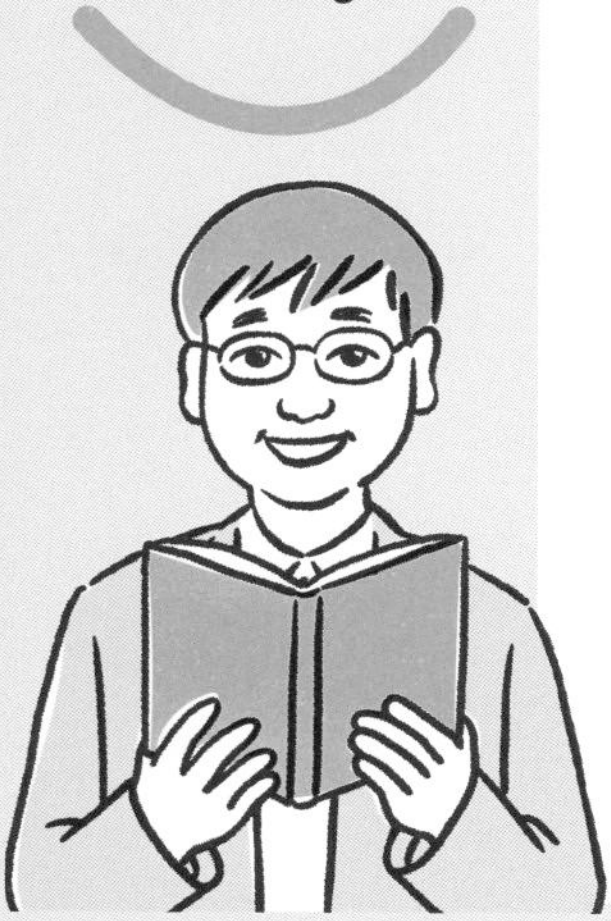

06

「大掃除」

投稿者
伊奈紀代美《いなきよみ》
愛知県常滑市
60代

一年《いちねん》がたつのは早《はや》く、また年末《ねんまつ》の大掃除《おおそうじ》の季節《きせつ》がやってきた。大掃除《おおそうじ》というと、いつも思《おも》い出《だ》す出来事《できごと》が、私《わたし》にはある。

幼《おさな》い頃《ころ》、町内《ちょうない》そろって行《おこな》う大掃除《おおそうじ》があった。母《はは》に聞《き》くと三月《さんがつ》から四月《しがつ》の春《はる》先《さき》の行事《ぎょうじ》だったという。家中《いえじゅう》の畳《たたみ》を上《あ》げて天日《てんぴ》に干《ほ》し、乾《かわ》いた後《あと》は床板《ゆかいた》にDDT（殺虫剤）をまき、新聞紙《しんぶんし》を敷《し》いて畳《たたみ》を元《もと》に戻《もど》す。こんなダニ対策《たいさく》であろう大変《たいへん》な作業《さぎょう》を、どこの家《いえ》も当《あ》たり前《まえ》にやっていた。

当然《とうぜん》、小《ちい》さな私《わたし》や弟《おとうと》もお手伝《てつだ》いをさせられたわけであるが、楽《たの》しみもあった。何《なん》と、畳《たたみ》と畳《たたみ》の隙間《すきま》に一円玉《いちえんだま》や五円玉《ごえんだま》、うまくいくと十円玉《じゅうえんだま》が見《み》つかることもあった。私《わたし》と弟《おとうと》は歓声《かんせい》を上《あ》げながら手伝《てつだ》ったものである。

日々《ひび》の暮《く》らしの合間《あいま》に転《ころ》がった小銭《こぜに》が偶然《ぐうぜん》、畳《たたみ》の間《あいだ》に挟《はさ》まったものだろうと、私《わたし》は大人《おとな》になるまで信《しん》じて疑《うたが》わなかった。

四十代《よんじゅうだい》に入《はい》って昔話《むかしばなし》に花《はな》が咲《さ》いたとき、その話《はなし》をした私《わたし》に、母《はは》は笑《わら》ってこう言《い》った。

「あれは、あんたたちを喜《よろこ》ばせようと、前《まえ》の日《ひ》に父《とう》さんが一生懸命《いっしょうけんめい》、埋《う》め込《こ》んだお金《かね》だわあ」

父《ちち》は七年前《しちねんまえ》に亡《な》くなったが、貧《まず》しい中《なか》でも温《あたた》かく育《そだ》ててくれた両親《りょうしん》に、あらためて感謝《かんしゃ》している今日《きょう》この頃《ごろ》である。

いくつか一文が長いところがあります。文章の内容を相手に伝わりやすくするために、長音の練習を続けていきましょう！

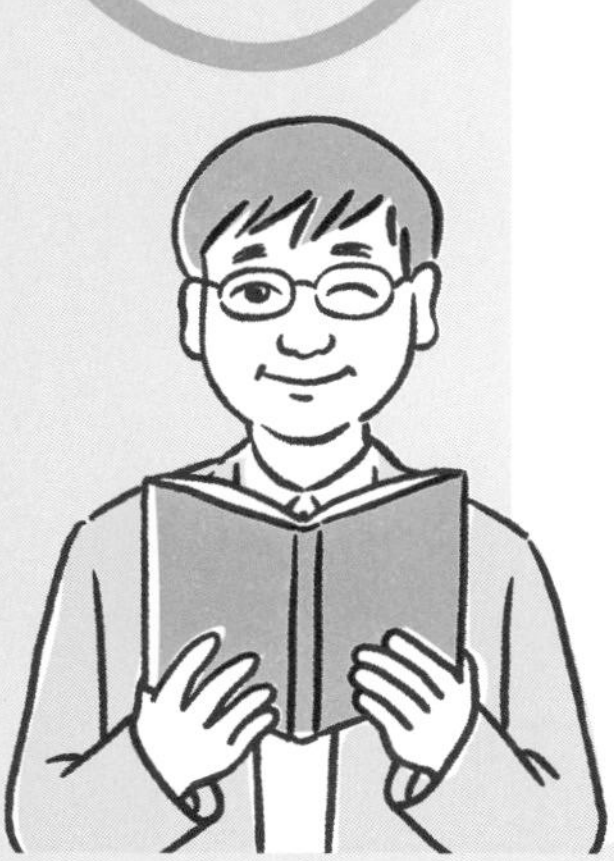

07 「洗濯物」

投稿者
木村弓子《きむらゆみこ》
三重県 津市
60代

だんだん日差《ひざ》しが暖《あたた》かく感《かん》じられるようになり、早《はや》く春本番《はるほんばん》が来《く》るのが待《ま》ち遠《どお》しい日々《ひび》です。この時期《じき》、花粉症予防《かふんしょうよぼう》のため、洗濯物《せんたくもの》を外《そと》に干《ほ》す家庭《かてい》が少《すく》なくなってきたと聞《き》きますが、老夫婦《ろうふうふ》二人《ふたり》暮《ぐ》らしのわが家《や》はお構《かま》いなしに外《そと》に干《ほ》しています。

昔《むかし》、母《はは》が私《わたし》たちの洗濯物《せんたくもの》を見《み》て「若《わか》い人《ひと》の服《ふく》は明《あか》るい色《いろ》で、ええなあー」とつぶやいたのを思《おも》い出《だ》します。そういう私《わたし》たちも、その頃《ころ》の母《はは》の年代《ねんだい》になり、毎日《まいにち》くすんだ色《いろ》の服《ふく》を干《ほ》しています。

最近《さいきん》ご近所《きんじょ》に引《ひ》っ越《こ》してきた家《いえ》があり、幼《おさな》い子《こ》どもたちが庭《にわ》で遊《あそ》んでいるのを毎日《まいにち》ほほ笑《え》ましく眺《なが》めていました。ふと見《み》るとはなしに洗濯物《せんたくもの》が目《め》に入《はい》り、ピンクや水色《みずいろ》、黄色《きいろ》などの明《あか》るい色《いろ》が飛《と》び込《こ》んできました。幼子《おさなご》らの姿《すがた》と明《あか》るい色《いろ》の洗濯物《せんたくもの》。私《わたし》たちの日常《にちじょう》にはないありさまに、ほんわかと温《あたた》かい気持《きも》ちになり、ちょっとうらやましくも感《かん》じました。昔《むかし》の母《はは》の思《おも》いと現実《げんじつ》を改《あらた》めて思《おも》い知《し》りました。

この先《さき》、着《き》る服《ふく》も薄手《うすで》になっていきます。店先《みせさき》で春色《はるいろ》の洋服《ようふく》も目《め》にします。私《わたし》も年齢《ねんれい》を忘《わす》れ、遠《とお》くに住《す》む孫《まご》たちがびっくりするような明《あか》るい洋服《ようふく》を選《えら》んでみようかな。毎日畑《まいにちはたけ》で目《め》にするクロッカス、タンポポ、レンゲの色《いろ》に負《ま》けないような明《あか》るい色《いろ》を。

ひらがなが続くと、どこで区切って良いのか迷ってしまいがち。作文に「日常には／ない／ありさまに」という風に、筆を入れると読みやすくなります。

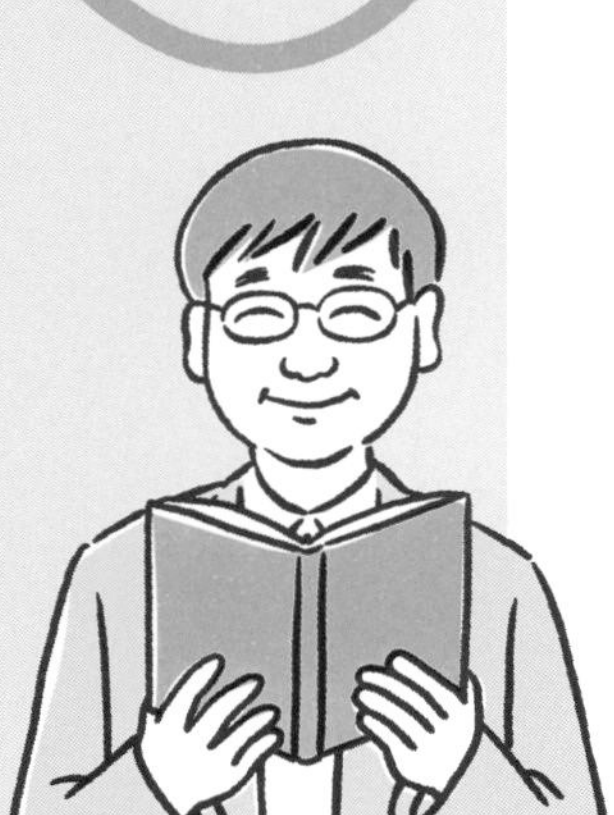

CDトラック 15

08 「卒業証書」

投稿者
村井《むらい》ひろみ
愛知県西尾市
60代

今年《ことし》も卒業証書《そつぎょうしょうしょ》の筆耕依頼《ひっこういらい》が来《き》ました。当初《とうしょ》は全《まった》く自信《じしん》がなかった私《わたし》ですが、取《と》り組《く》んではや四年《よねん》になります。中学校《ちゅうがっこう》から小学校《しょうがっこう》、看護学校《かんごがっこう》、保育園《ほいくえん》と、一月末《いちがつすえ》からひたすら自分《じぶん》との闘《たたか》いです。

名簿《めいぼ》を見《み》ると、相変《あいか》わらず読《よ》めない名前《なまえ》が並《なら》びます。いわゆるキラキラネームとは異《こと》なりますが、どう読《よ》んでいいのか分《わ》かりません。今年書《ことしか》いている子《こ》どもたちが生《う》まれた頃《ころ》の流行《はや》りは、翔《しょう》、琉《りゅう》、菜《な》あたりでしょうか。勝手《かって》に分析《ぶんせき》しながら適当《てきとう》に呼《よ》び名《な》を付《つ》けて、その子《こ》を想像《そうぞう》して語《かた》りかけます。証書《しょうしょ》を受《う》け取《と》る子《こ》の緊張《きんちょう》と喜《よろこ》びを思《おも》いながら、心《こころ》を込《こ》めて学籍番号《がくせきばんごう》、生年《せいねん》月日《がっぴ》、氏名《しめい》を書《か》いていきます。

普段《ふだん》書《か》いたことのない文字《もじ》は何度《なんど》も練習《れんしゅう》してバランスを考《かんが》えてスペースに収《おさ》めるようにします。なかなか思《おも》うように書《か》けず、反省《はんせい》の日々《ひび》です。

そんな中《なか》、今年《ことし》初《はじ》めて依頼《いらい》の来《き》た学校《がっこう》の名簿《めいぼ》に、姪《めい》の娘《むすめ》の名前《なまえ》を発見《はっけん》して、実《じつ》に感慨深《かんがいぶか》いものがありました。こういったうれしい出会《であ》いがあるから楽《たの》しいのです。

子《こ》どもたちに直接会《ちょくせつあ》う機会《きかい》はない仕事《しごと》ですが、一生《いっしょう》に一度《いちど》手《て》にする一課程《いちかてい》を終《お》えた証《あか》しの書《しょ》。そこに名前《なまえ》を書《か》ける幸《しあわ》せは何物《なにもの》にも代《か》え難《がた》く、依頼《いらい》があって続《つづ》けられる限《かぎ》りは書《か》かせていただこうと思《おも》い、筆《ふで》を進《すす》めていきます。

「読みかた」がわからない漢字も、音読をするときには調べなくてはいけません。意味を知ることで、さらに発見があるかも！

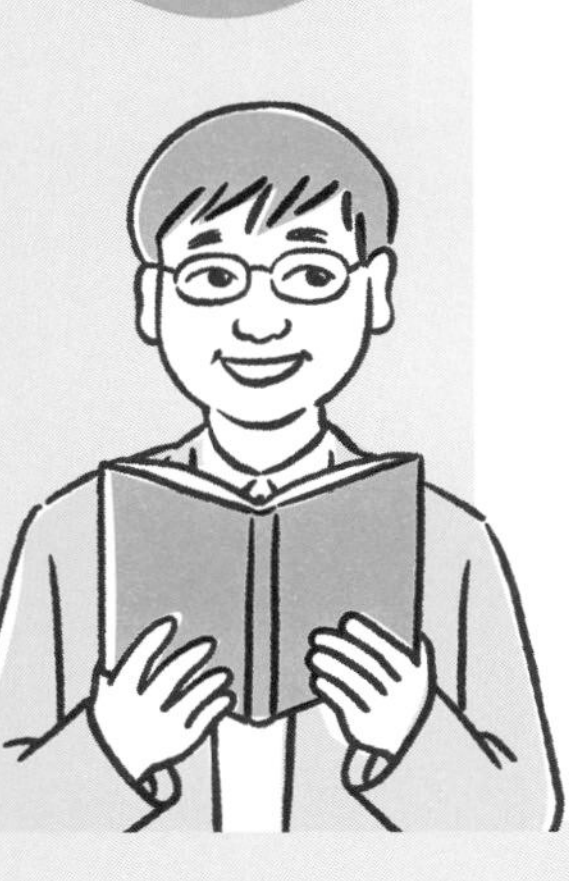

古い写真を送ってくれた方も
いらっしゃって感激です！

05 「衣替え」

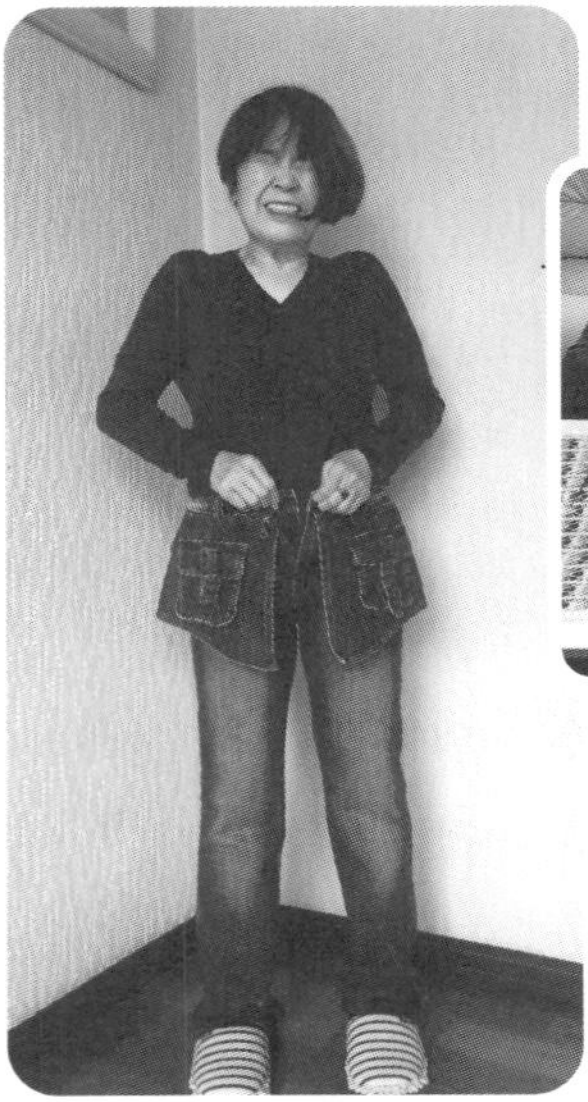

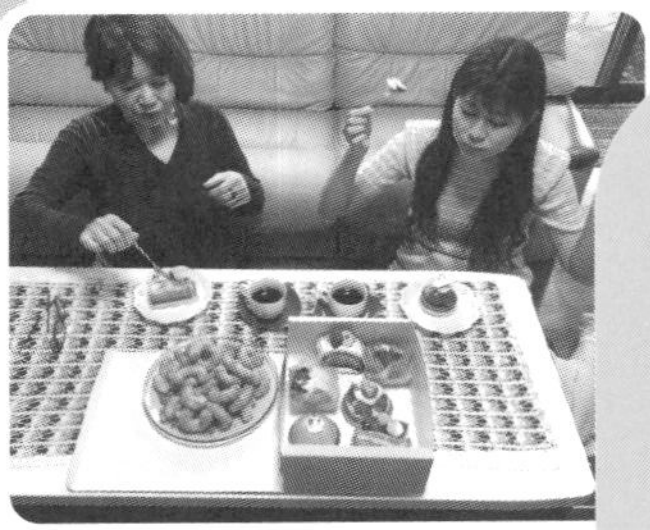

至福の
「おやつタイム」

ジーパンに
トライ…！

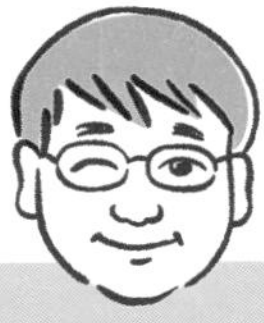

作者の心の声が率直に表現されていますね。ひとり言のようで親近感がわきます。「今の時代」も感じられる話でした。

06 「大掃除」

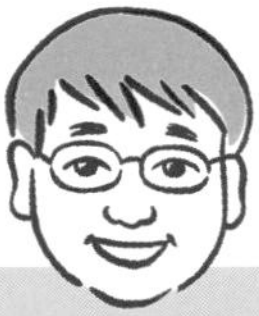

すてきなお父様ですね！
幼い頃に楽しみにしていた行事って、大人になっても覚えているものですよね。

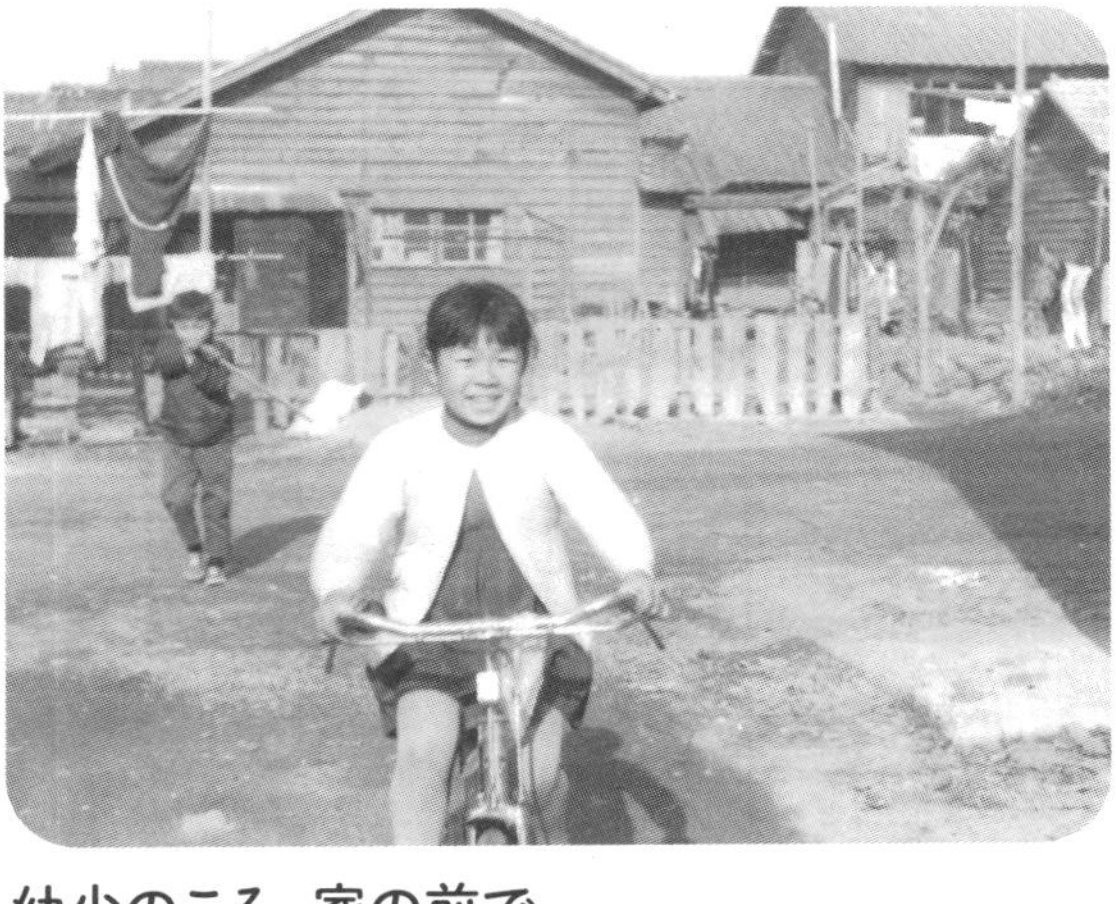

幼少のころ、家の前で

「くらしの作文」アルバム②

07 「洗濯物」

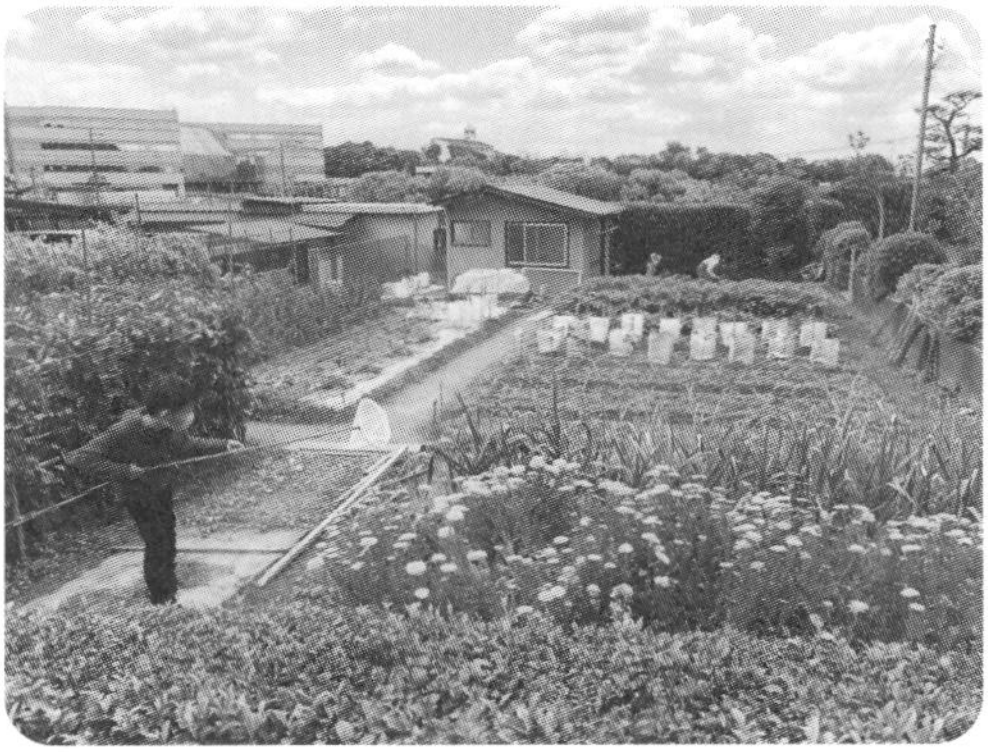

木村さんのお家の畑で遊んでいる
お孫さんたち

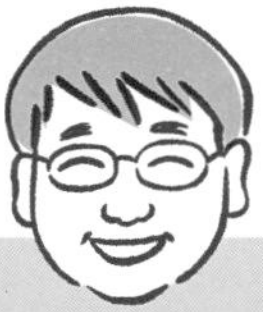

こんなご時世ですが、カラフルに楽しんでみると気分もきっと変わりますね。
私もスーツではなく、たまにはアロハシャツでニュースを読んでみたいなあ～

08 「卒業証書」

なんと、卒業証書だけでなく、命名書をかいたのも作者だそうです。
便利なデジタル印刷もありますが、手書きは特別に感じますね。

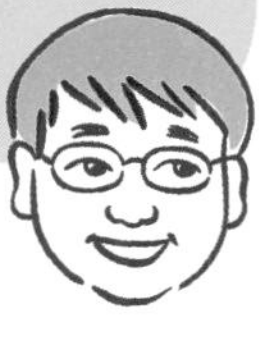

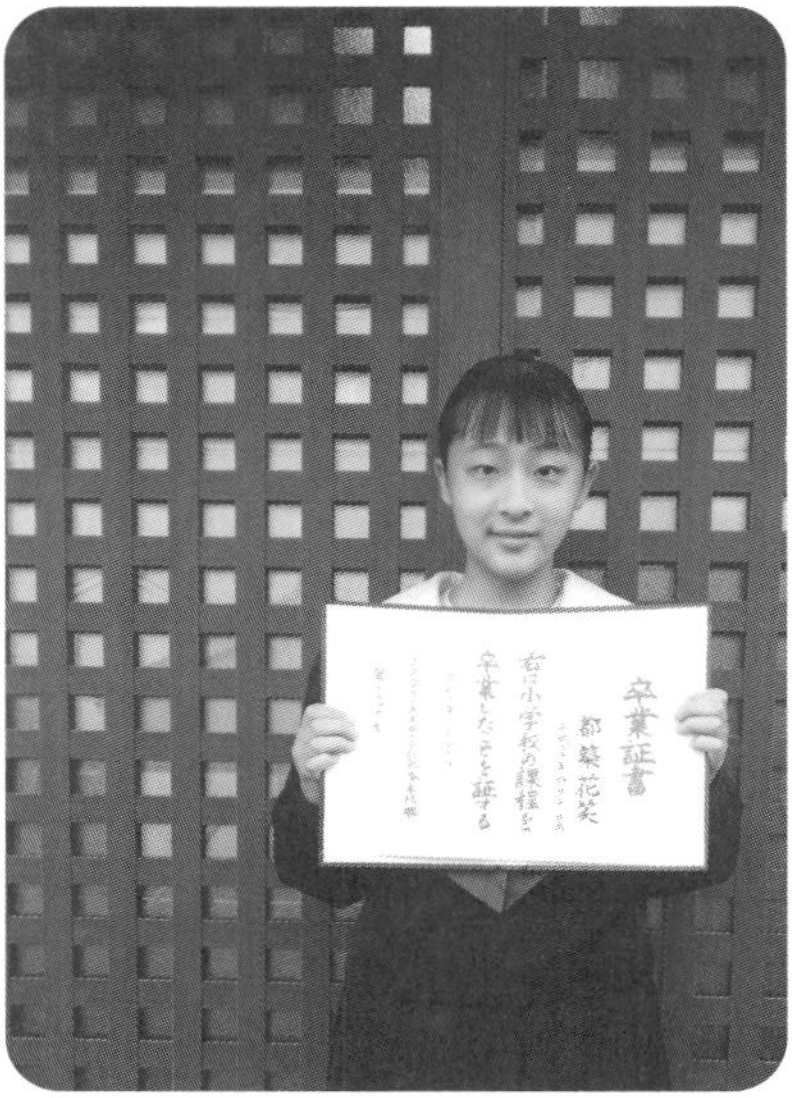

姪御さんの卒業式の写真

CDトラック16

おわりに

みなさん、音読はいかがでしたか？

音読講座をやっていると「私は声が悪いので……」と、ご自分の声があまり好きではないという方がいらっしゃいます。

でも、声はこの世にたった一つのかけがえのない個性です。「悪い声」の人なんて、ひとりもいません。

意識して声を出す練習をすることで、自分の声の質や表情にもあたらしい発見があるものです。

私も男性としては声が高いほうですが、それでもなんとか30年以上、アナウンサ

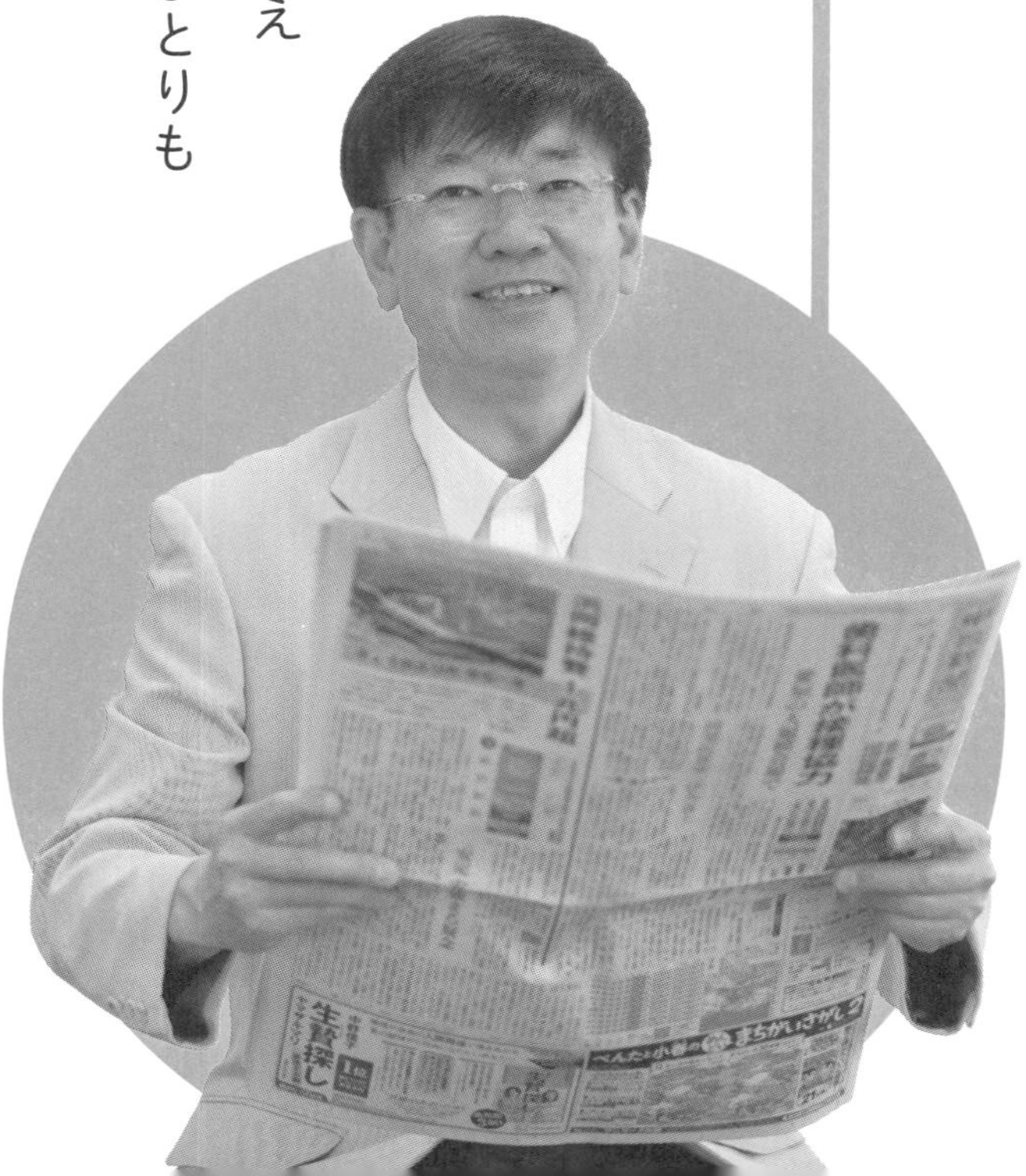

ーを続けてこられました。

例えばテレビの通販番組などで、個性的な声を聞くことがあります。ちょっとかん高い声でも、精一杯説明されちゃうと、ついつい買ってしまうと言うことがありますよね。バリトンボイスのような美声だけがプロではないと思うのです。

音読をすると、日々の話し方も変わります。

話し方で大切なのは、「間・スピード・音量」ではないかと思います。

「間」とは相手が理解するまで待つ時間です。そして、話す場所や相手の年齢などを考えた「スピード」と「音量」が大事です。

お互い年をとると、耳が悪くなり、聞こえ具合にも不安が出てくることでしょう。

音読をするときのように、一つひとつの音をしっかりと出すと早口にもなりすぎないので、コミュニケーションは随分なめらかになるはずです。

音読とは、読むべき文字をしっかりと音にすること。難しいことではありません。

一朝一夕に音読が上手くなる方法はありませんが、まずご自身の声を「好きになる」こと。

そして毎日少しづつでもコツコツ続けることが、上達への近道になるのではないでしょうか。

この本を読んでくださったあなたが、自分の声を好きになり、音読を楽しんで続けてくれることを心から願っています。

２０２１年初夏

東海テレビ放送　庄野俊哉

プロフィール

庄野俊哉（しょうの・としや）

東海テレビ放送アナウンサー
1965年生まれ。兵庫県西宮市出身。2015年より「庄野アナと新聞音読をしてみよう!」を東海テレビ放送のHPから毎日配信。中日新聞「くらしの作文」を題材にした人気コンテンツは2000回を突破。音読の伝道師として各地で音読講座を開催している。

音楽制作

金 亜軍（きん・あぐん）

上海生まれ。7歳から揚琴の世界に入り14歳でデビュー。90年に来日し「揚琴伝来の旅シリーズ」コンサートをスタートさせる。"揚琴独奏"という新たな芸術領域を開拓し、今なお追求している。幅広いジャンルを演奏するほかに、作曲やアレンジも精力的に行い活躍の場を広げている。独自の演奏スタイルで揚琴の魅力を引き出すコンサートは、多くの音楽ファンを魅了している。最新アルバム「G線上のアリア」リリース中。
http://youkin.com

●揚琴……ようきん
明王朝後期に、中国に伝わった民族打弦楽器。原型となったダルシマーが、ツィンバロン・ピアノへ発展し、西アジア・イランでサントゥールとなって定着している為、揚琴はピアノのルーツとつながっていると言われる。

「外郎売り」出典:烏亭焉馬著『花江都歌舞妓年代記』
（https://ja.wikisource.org/wiki/%E5%A4%96%E9%83%8E%E5%A3%B2）

マスクをしても
「通る声」をつくる!
声のプロが教える
すっきり3分音読〈音読CD付き〉

発行日　2021年8月3日 初版

著　者	庄野俊哉
ブックデザイン	吉崎広明(ベルソグラフィック)
イラスト	にしだきょうこ(ベルソグラフィック)
制作協力	東海テレビ放送株式会社
	株式会社東海サウンド
編集担当	粟國志帆
発行者	木内洋育
発行所	株式会社旬報社
	〒162-0041
	東京都新宿区早稲田鶴巻町544　中川ビル4F
	TEL 03-5579-8973　FAX 03-5579-8975
	HP https://www.junposha.com/
印刷製本	中央精版印刷株式会社

ISBN 978-4-8451-1702-4